Katharina Bollack

7 Minuten
Heilstein
power

Atempausen
für jeden Tag

nymphenburger

Inhalt

Einleitung

Die Magie der Edelsteine

Hast du schon einmal einen Edelstein in deinen Händen gehalten und gespürt, dass da mehr ist? Dass es nicht bloß ein normaler Stein sein kann?

Dank der modernen Quantenphysik wissen wir, dass alles in diesem Universum aus Energie besteht, wenn wir es in das kleinste Teilchen seiner Existenz zerteilen. So hat also jeder Gegenstand und jedes Wesen seine ganz eigene Schwingung, welche wir wahrnehmen können. Sicherlich kennst du den Ausspruch „Mit dieser Person bin ich einfach nicht auf einer Wellenlänge", was so viel bedeutet wie, dass ihr euch einfach nicht sympathisch seid und eure Energien nicht zusammenpassen.

Jeder Edelstein hat – wie wir Menschen – eine individuelle Signatur, die wir wahrnehmen und sogar für uns nutzen können.

Ist es nicht auch ein bisschen magisch, dass ein Edelstein Millionen Jahre braucht, um zu entstehen, abgebaut und vielleicht noch bearbeitet zu werden, bis er in deinen Händen liegt?

Wie viel dieser Stein schon „gesehen" und erlebt haben muss, wie viele Informationen er schon aufgenommen hat, bis er dich in deinem Leben unterstützen kann.

Neben unserem physischen Körper, den wir sehen und bewusst wahrnehmen können, haben wir noch unseren Energiekörper, die sogenannte Aura. Sie besteht aus einzelnen Energiebahnen und Zentren, durch die sich all unsere feinstofflichen Informationen sowie die Lebensenergie bewegen. Von unseren sieben Hauptenergiezentren, den Chakren, hast du vielleicht auch schon gehört. Da Energien miteinander kommunizieren, können auch die Edelsteine auf unser Energiesystem wirken und Einfluss nehmen.

Da schon seit Jahrhunderten ausprobiert und geforscht wird, haben wir heute das Glück, all die Wirkungen von Edelsteinen in einem guten Buch nachlesen können. Auch heute noch erfolgen viele Studien, um immer auf dem neusten Stand der Erkenntnisse zu sein. Was jedoch kein Buch und keine Studie, die gelesen werden, ersetzen können, ist die eigene Wahrnehmung.

Ein Edelstein wird dich nicht einfach heilen, aber er öffnet einen Raum, in dem Heilung geschehen kann.

Eine Erfahrung, die du selbst mit den Edelsteinen gemacht hast, wirst du niemals vergessen. Ich erinnere mich noch genau an den Moment, als ich nach dreieinhalb Jahren meine toxische Beziehung beendet habe. Es ist, als sei es erst gestern gewesen. Nachdem ich einige Wochen mit dem Moldavit und dem Bergkristall gearbeitet hatte, konnte ich endlich den Mut aufbringen, den entscheidenden Schritt zu gehen und mich loszusagen. Nach der Trennung befasste ich mich intensiv mit Rosenquarz, Rhodochrosit und Citrin und konnte langsam wieder lernen, wer ich wirklich bin, wenn ich niemand sein muss.

Edelsteine in dein Leben einzubeziehen, wird vieles leichter und schöner machen. Sie werden nicht zaubern oder Probleme für dich lösen. Aber sie werden Unterstützer sein auf deiner Reise.
Bist du bereit, ihnen einen Platz in deinem Leben zu schenken?

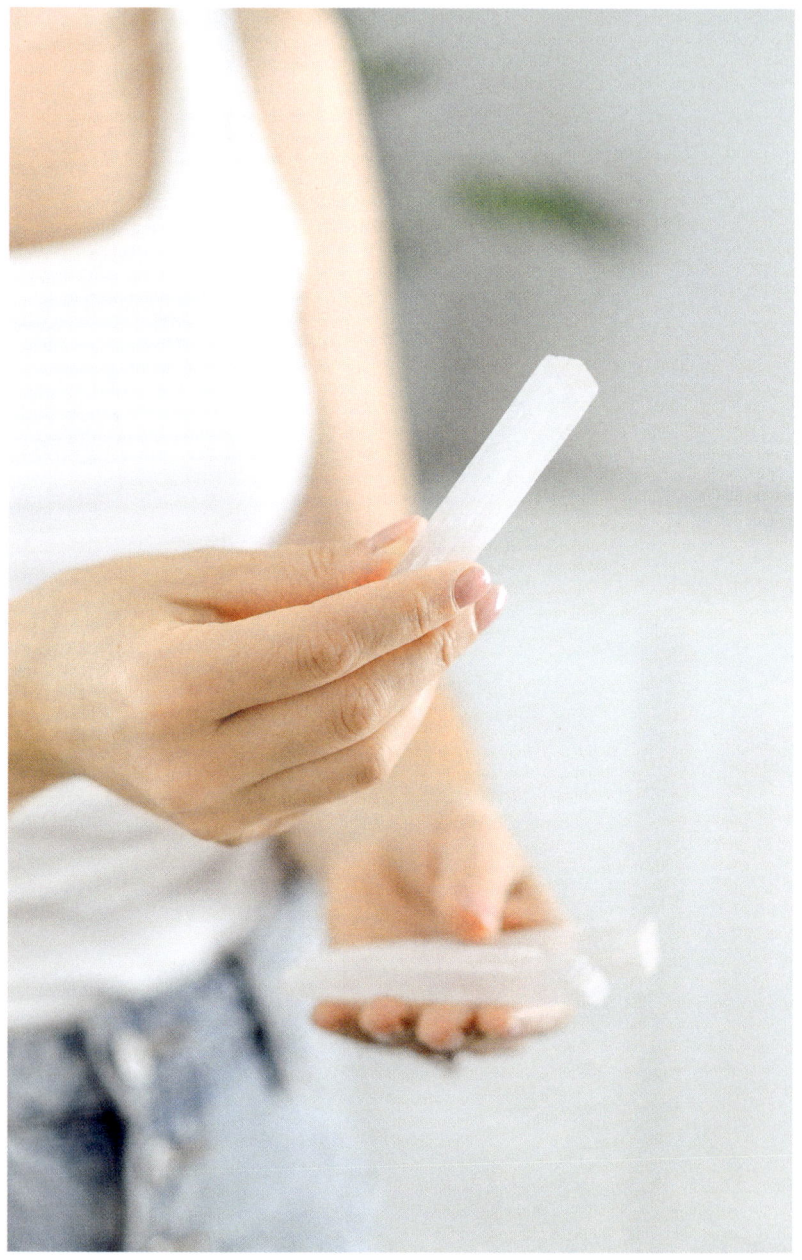

Montag

Selenit

Wenn du das Gefühl hast, in einem Hamsterrad gefangen zu sein und energetisch nicht mehr zur Ruhe kommen zu können, dann ist es an der Zeit, für eine bessere Balance zu sorgen. Schaffe dir einen Ausgleich, ganz egal ob körperlich oder geistig. Probiere neue Dinge aus, lerne etwas Neues und baue dir immer wieder Ruheinseln in deinen Alltag ein. Du bist die Priorität in deinem Leben. Gib auf dich acht und sei liebevoll mit dir.

Ich lasse los, was mir nicht mehr dient

Im Alltag erleben wir immer wieder Situationen und sind Energien ausgesetzt, die uns belasten und die wir dann mit uns herumtragen. Manchmal bewusst, weil wir beispielsweise an Gefühlen wie Ärger oder Wut festhalten, meist jedoch vollkommen unbewusst. Daher empfiehlt es sich, in regelmäßigen Abständen eine Reinigung des Energiekörpers vorzunehmen. Besonders gut dafür geeignet ist unter anderem der Selenit. Er gehört zur Gruppe der Gipse und kommt meist in den Farben Weiß sowie Orange vor. Auf der körperlichen Ebene kann er Stress lösen und die Nerven beruhigen. Außerdem sorgt er für mehr Beweglichkeit, auch

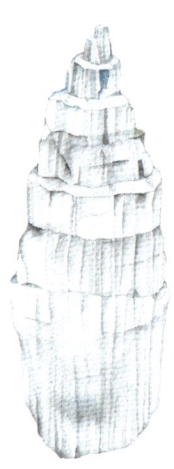

im übertragenen Sinne: Beispielsweise wird der Fluss der Gedanken leichter und es kommt mehr Kreativität auf. Zudem unterstützt er dabei, Ängste zu überwinden und verhilft zu mehr Stabilität.

> **Der Selenit ist ein tief wirkender Stein, wenn es darum geht, Spannungen loszulassen und sich von dem zu befreien, was ausgedient hat.**

Das Loslassen kann die eigenen Gedanken und Energien, aber auch die Fremdenergien im Energiesystem betreffen. Zudem klärt er die Gedanken und kann so dazu beitragen, ruhiger zu werden und am Abend entspannt einzuschlafen. In astrologischer Hinsicht wird er dem Widder und auf Basis der Chakren dem Wurzel- und Herzchakra zugeordnet.

Übung

DIE AURA REINIGEN UND SICH VON UNNÖTIGEM BALLAST BEFREIEN

1. Suche dir einen ruhigen Ort, an dem du dich wohlfühlst. Das kann zu Hause oder auch in der Natur sein. Vielleicht an einem alten Baum oder auf einer Waldlichtung, die dir gefällt.

2. Stelle dich gerade hin, die Füße fest auf dem Boden verankert und spüre die Erde unter dir. Verbinde dich auf diese Weise mit dem, was uns trägt und hält.

3. Nimm dann deinen Selenit in die Hand und stelle dir vor, wie er sich mit der Energie der Erde auflädt. Wenn es sich für dich richtig anfühlt, kannst du ihn auf dem Boden ablegen. Sobald du spürst, dass er sich gut und positiv aufgeladen anfühlt, nimm ihn wieder in eine Hand und beginne von den Füßen aufwärts deine Aura mit dem Stein auszustreichen. Du solltest deinen Edelstein in deinem Energiefeld bewegen, also nicht direkt am Körper, sondern im Abstand von fünf bis 15 Zentimetern. Wähle intuitiv eine Seite, mit der du beginnen möchtest. Fahre das Bein hinauf, an deinem Becken entlang, am Arm weiter hinauf, bis du oben am Scheitel angekommen bist. Wann immer du auf diesem „Weg" das Gefühl hast, aufgestaute Energie oder eine Blockade zu spüren, verharre kurz an dieser Stelle und richte noch einmal bewusst deine Aufmerksamkeit dorthin, bis du das Gefühl hast, dass sich der Bereich leichter und freier anfühlt.

4. Nachdem du deine linke und deine rechte Seite ausgestrichen hast, kannst du mit deinem Edelstein noch einmal an der Körpermitte entlang vom Scheitel über dein Gesicht bis hinunter zu deinen Füßen gleiten. Dies hilft dir dabei, dich

wieder zu zentrieren und deinen Fokus auf deinen gesamten Körper zu richten.

5. Bist du wieder bei den Füßen angelangt, lege deinen Edelstein auf dem Boden ab. Finde nun erneut einen festen Stand, verharre einen Moment und schließe, wenn du möchtest, die Augen. Es kann sein, dass du anfängst, leicht zu schwanken. Das ist nicht schlimm. Dein Energiefeld richtet sich gerade neu aus, was Bewegung erzeugen kann. Sobald du das Gefühl hast, dass der befreiende Prozess abgeschlossen ist, öffne deine Augen, schüttle dich einmal aus und reinige anschließend deinen Edelstein auf deine Weise (siehe Klappentext vorne).

Eine weitere Eigenschaft des Selenits ist es, dass er im Stande dazu ist, uns gegenüber des spirituellen Fühlens zu öffnen und die Aura zu reinigen.

Wenn du spürst, dass es um dich herum etwas gibt, das sich nicht nach dir oder deiner eigenen Energie anfühlt, kannst du mithilfe des Selenits eine sogenannte Aura-Reinigung vornehmen. Diese kannst du aber natürlich auch einfach immer wieder mal zwischendurch durchführen, um beispielsweise erfrischt in eine neue Woche zu starten. Es muss nicht immer erst etwas aus der Balance geraten, um sich etwas Gutes zu tun.

Diese Übung kannst du alternativ auch mit einem Bergkristall durchführen. Spüre in dich hinein, welcher Stein sich gerade für dich besser anfühlt. Du kannst deine Favoriten auch von Zeit zu Zeit variieren.

Wann immer du dieses Ritual für dich genutzt hast, achte darauf, viel zu trinken, am besten zwei bis drei Liter stilles Mineralwasser. Durch die Aura-Reinigung wird Energie in deinem Körper in Bewegung gesetzt. Damit sie frei fließen und sich lösen kann, ist es wichtig, dass du ausreichend mit Flüssigkeit versorgt bist.

Aus eigener Erfahrung kann ich sagen, dass eine regelmäßige Reinigung des Energiekörpers sehr wohltuend ist. Gerade wenn du oft müde, gestresst und abgeschlagen bist, hilft sie dir dabei, wieder klare Gedanken zu fassen, fokussiert zu sein und dich insgesamt vitaler zu fühlen.

Edelsteine wirken in ihrer Rohform stets am intensivsten. So auch der Selenit.

Reinigendes Aura-Spray

Zusätzlich zum Selenit kannst du bei der Reinigung ein Aura-Spray verwenden. Es unterstützt den Edelstein in seiner Wirkung. Im Handel gibt es abgefüllte Aura-Sprays zu kaufen, du kannst dir alternativ aber auch selbst eines zusammenstellen. Dafür benötigst du lediglich eine Sprühflasche, am besten aus Glas, außerdem Alkohol aus der Apotheke, destilliertes Wasser und reine ätherische Öle. Ich empfehle dir eine Kombination aus Weihrauch, Blaufichte und Salbei. Diese wirken stark klärend und helfen dir dabei, all das, was du nicht mehr bei dir tragen möchtest, leichter loszulassen. Alternativ zum Spray kannst du dich und dein Energiefeld vor der Reinigung mit Weißem Salbei „abräuchern".

Weißer Salbei in Form eines Räucherbündels ist ideal für die Anwendung im Alltag geeignet.

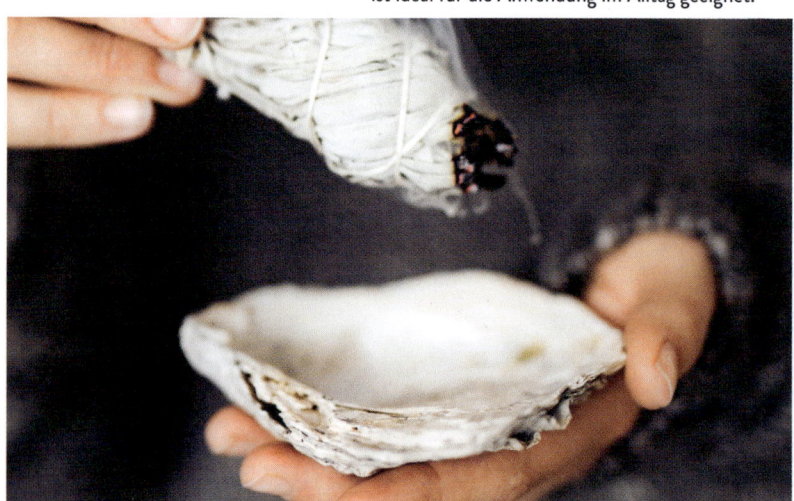

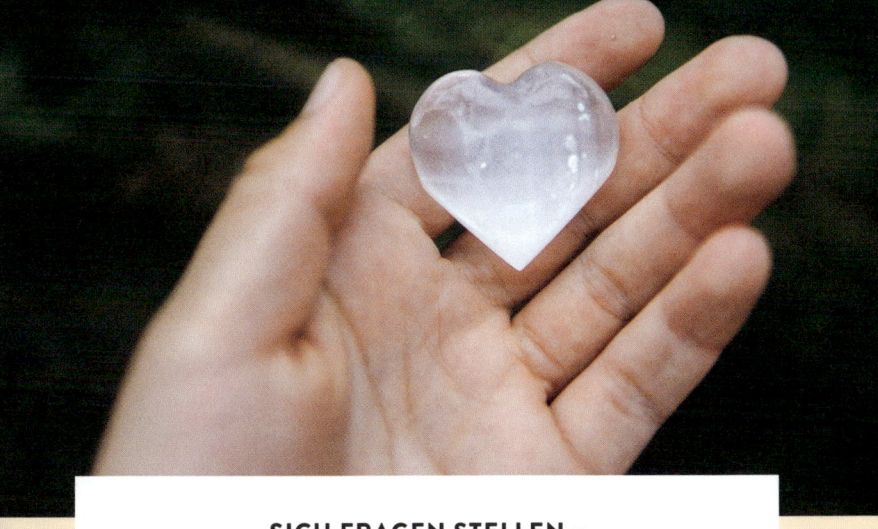

SICH FRAGEN STELLEN –
UND INTUITIV ANTWORTEN FINDEN

Du kannst den Selenit auch sehr gut dafür nutzen, um Antworten aus dem Unterbewusstsein zu bekommen. Halte deinen Edelstein dabei in einer Hand oder lege ihn auf dein Herz. Du wirst schon nach kurzer Zeit des Übens feststellen, wie die Antworten leichter zu dir kommen:

- In welchen Bereichen meines Lebens fehlt es mir im Moment an Klarheit?
- An welchen negativen Emotionen und Gedanken halte ich noch krampfhaft fest, statt sie in Liebe loszulassen?
- Welchen negativen Glaubenssatz möchte ich mir nicht mehr selbst erzählen und wie kann ich ihn positiv formulieren?
  → Beispiel negativer Glaubenssatz: „Nichts kann ich zu Ende bringen."
  → Positive Formulierung: „Ich probiere mich aus und finde das, was mir Spaß macht."

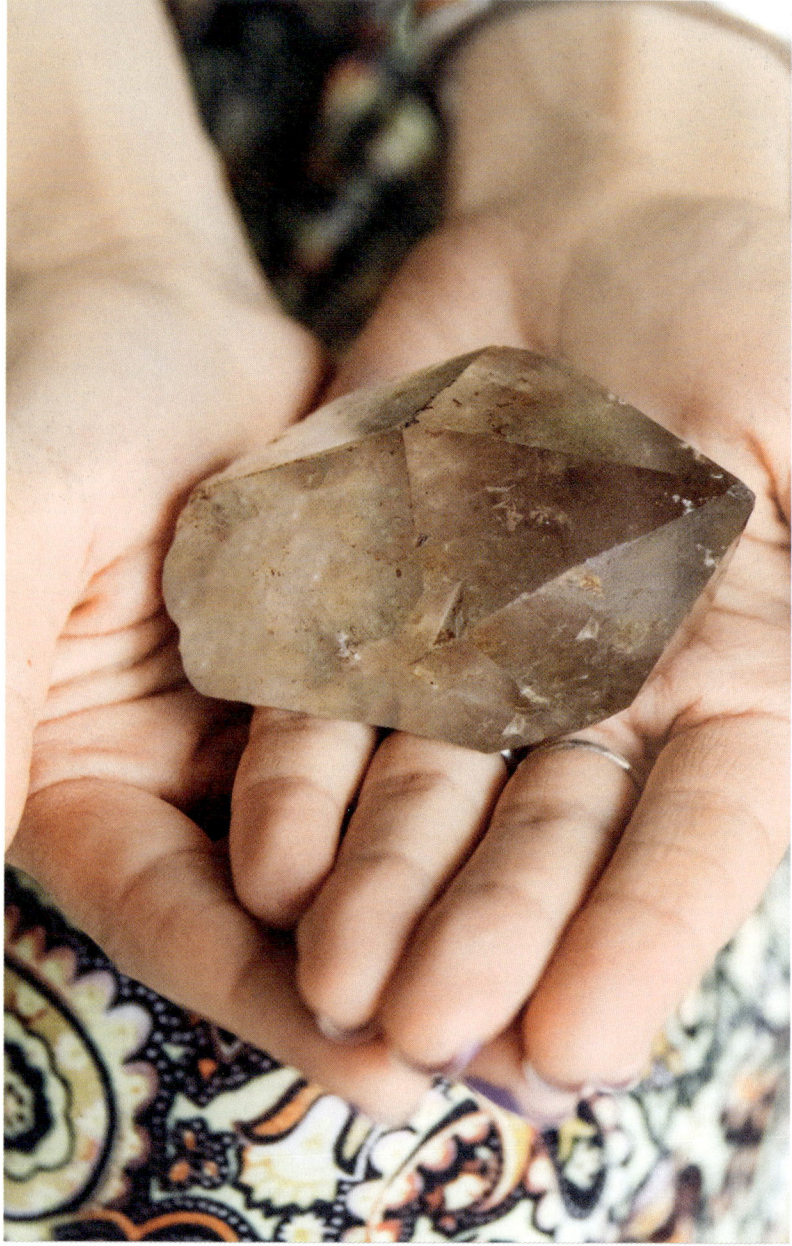

Dienstag

Rauchquarz

Falls du auf einen Hinweis wartest, eine bestimmte Sache anzugehen: Verbinde dich mit deinem Rauchquarz und er wird ihn dir
schicken. Du trägst die Motivation und alle Fähigkeiten, die es
braucht, in dir, auch wenn du sie nicht sehen kannst. Du bist geerdet und hast die universelle Anbindung zu Mutter Erde und zum
Universum. Du bist stets getragen. Folge deinem Herzen und gehe
die Dinge an.

Ich bin sicher und geerdet

Oftmals erleben wir in unserem Alltag Situationen, in denen wir gehetzt von A nach B eilen, im Stress unterzugehen scheinen und keinen Platz für Ruheinseln finden. Als Mama steht das Wohl der Kinder an erster Stelle und der besten Freundin haben wir auch noch unsere Hilfe zugesagt, sodass für uns selbst keine Zeit mehr bleibt.

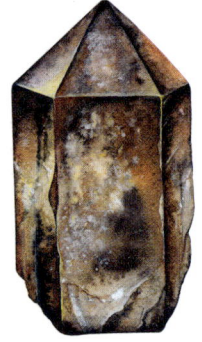

Umso wichtiger ist es dann, eine gewisse „Grunderdung" zu haben, auf welche wir in solchen Situationen zurückgreifen können.

Dafür geeignet ist vor allem der Rauchquarz.

Wie der Name schon vermuten lässt, gehört er zur Familie der Quarze.

Er unterstützt uns dabei, bei hohen Anforderungen ruhiger zu bleiben und in stressigen Phasen standhaft zu sein. Zudem vermittelt er ein Gefühl der Erdung, unterstützt das Urvertrauen und trägt somit dazu bei, sich sicher und getragen zu fühlen.

Der Rauchquarz ist ein Edelstein, der gut im Alltag getragen werden kann, da er leicht und sanft in seiner Wirkung ist. Natürlich kann er aber auch direkt in kleine Übungen und Routinen mit eingebunden werden.

Eine einfache, aber sehr effektive Möglichkeit, um sich sofort ruhiger zu fühlen, ist zum Beispiel die „Roots to mother earth"-Übung. Hierfür benötigst du einen ruhigen Platz, an dem du für einige Minuten ungestört bist, eine bequeme Unterlage und bei Bedarf ein Meditationskissen. Du solltest eine Umgebung schaffen, in der du dich wohlfühlst. Vielleicht möchtest du entspannende Musik einschalten und dir eine Tasse Tee zur Seite stellen.

Übung

„ROOTS TO MOTHER EARTH"

Du kannst deinen Rauchquarz entweder in die Hand nehmen oder auf dein Herz legen. So, wie es sich für dich gut und richtig anfühlt.

1. Finde einen bequemen Sitz. Ziehe deine Schultern nach oben und rolle sie nach hinten unten ab. Spüre noch einmal in dich hinein und frage dich, ob du noch etwas brauchst.
2. Wenn du soweit bist, schließe deine Augen. Nimm drei tiefe Atemzüge, atme durch deine Nase ein und durch den Mund wieder aus.
3. Lenke deinen Fokus auf deinen Atem und folge ihm in Gedanken. Lasse ihn seinen natürlichen Rhythmus wiederfinden und beobachte ihn für einen kurzen Moment. Versuche ihn nicht zu kontrollieren, sondern beobachte ihn ganz neugierig und neutral. Ist er langsam oder schnell? Ist das Einatmen länger als das Ausatmen, oder umgekehrt?
4. Du wirst feststellen, dass du nun schon ruhiger und entspannter geworden bist. Vielleicht konntest du bis hierhin schon einige Gedanken oder Anspannungen loslassen. Wenn nicht, ist es aber auch gar nicht schlimm. Du muss an dieser Stelle keinerlei Bewertungen vornehmen.
5. Verbinde dich nun mit deinem Rauchquarz. Wie nimmst du ihn wahr? Ist er warm oder kalt? Ist der Stein geschliffen oder in seiner rohen Form? Was spürst du? Kannst du bestimmte Emotionen oder Energien wahrnehmen?
6. Stelle dir nun vor, dass die Energie des Edelsteins, in Form eines gold-braunen Lichts, von dem Stein in deinen Körper fließt. Es fühlt sich warm und wohlig an. Ein bisschen wie

ein Zuhause und so, als wenn du diese Energie schon kennst. Denn das tust du auch. Es ist die Energie von Mutter Erde, die universelle Energie des „Zuhauses", des Behüt- und Beschütztseins. Denn das bist du immer. Getragen und geleitet vom Universum.

7. Dein Körper ist nun komplett in dieses warme Licht eingehüllt. Du spürst, wie sich langsam Wurzeln aus deinen Füßen herausbilden und in die Unterlage unter dir wachsen. Immer tiefer wachsen sie in den Boden, bis sie im Erdinneren angekommen sind.
Du bist sicher. Du bist getragen. Du bist geerdet. Sprich diese Affirmationen einige Male als eine Art kleines Mantra vor dich hin. „Ich bin sicher. Ich bin getragen. Ich bin geerdet."

8. Wenn du nun wahrnehmen kannst, dass du in dir ruhst, weil du mit allem verbunden und zu jeder Zeit getragen bist, öffne langsam deine Augen und komme zurück ins Hier und Jetzt.

Diese Übung kannst du nach Bedarf jeden Tag nutzen. Sie ist ein schöner Start in den Tag und gibt dir schon direkt am Morgen die Möglichkeit, voller Ruhe und Erdung in den neuen Tag zu starten. Mit ihr bereitest du dich bestmöglich auf stressige Situationen im Alltag vor. Führst du sie am Abend aus, kannst du den Tag beruhigt abschließen, alles hinter dir lassen und in erholsamen Schlaf finden.

Wenn du möchtest, kannst du deinen Rauchquarz auch als eine Art Anker sehen und das Gefühl, welches du am Ende der Meditation hast, in den Stein fließen lassen. Stelle dir dazu das Gefühl wieder als eine Art Licht vor, das in den Stein hineinfließt, sodass es in ihm eingeschlossen ist. Wenn du den Edelstein dann tagsüber bei dir trägst und in stressigen Situationen in deine Hand nimmst, die Augen schließt und kurz durchatmest, holst du dir die erdende Energie direkt wieder in dein Energiesystem.

Passend zu der Meditationsübung kannst du auch noch eine kurze, aber sehr effektive Yogaübung machen, um noch mehr in die Erdung zu kommen – sowohl geistig als auch körperlich.

Rauchquarze zählen zu den Edelsteinen, die sich in ihrer Wachstumsform als Kristall ausbilden.

Kleine erdende Yogaübung

Stelle dich dazu aufrecht hin, die Füße hüftbreit auseinander, und wenn du soweit bist, schließe deine Augen. Nimm war, wie präsent deine Füße auf dem Boden stehen und wie du den Kontakt zur Erde unter dir spürst.

Stelle dir vor, dass deine Beine wie ein Baumstamm sind. Sie sind stabil und bilden das Fundament. Dein Oberkörper ist leicht und beweglich. Er bildet die Krone eines Baumes.

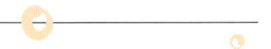

„Ich lasse mich tragen von Mutter Erde und spüre die tiefe Verbindung zu ihr. Ich bin getragen."

Bringe deine beiden Arme über die Seiten nach oben und dann in Gebetshaltung vor dein Herz (die Handflächen liegen aneinander).

Verlagere nun das Gewicht auf deinen linken Fuß, öffne deine Augen und suche dir einen Punkt geradeaus vor dir, auf welchen du dich fokussieren kannst. Bringe dann deine rechte Fußsohle an die Innenseite deines linken Beines. Rufe dir das Bild des Baumes vor Augen und stelle dir vor, wie stabile Wurzeln aus deinem Bein in den Boden wachsen und dich mit der Erde verbinden.

Atme tief ein und aus, fokussiere dich auf deine innere Ruhe und den Frieden in dir.

Verweile so etwa eine Minute in dieser Position, führe den rechten Fuß dann zurück zum Boden und wiederhole die Schritte nun mit dem anderen Bein.

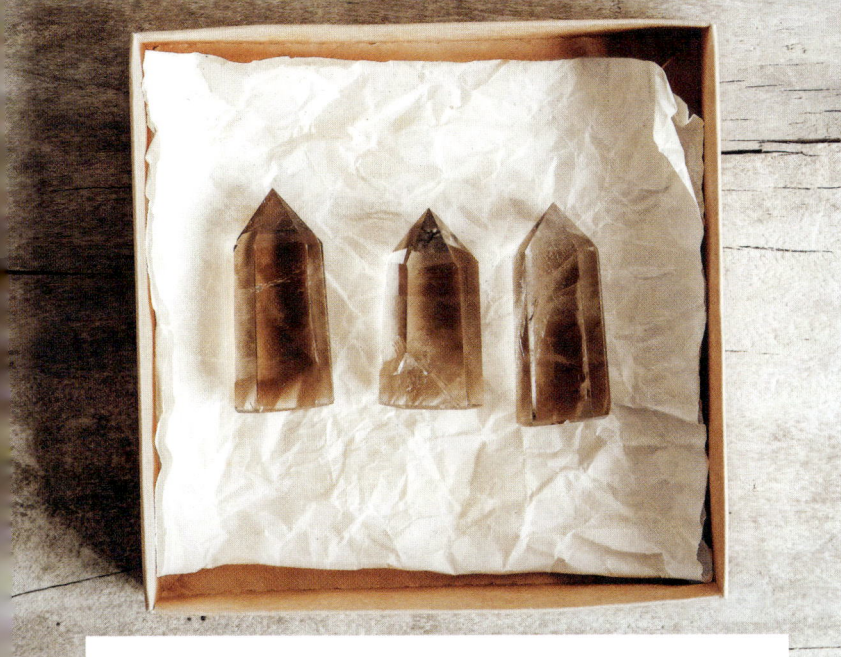

SICH FRAGEN STELLEN –
UND INTUITIV ANTWORTEN FINDEN

Wenn du merkst, dass Stress und das Fehlen innerer Ruhe Themen für dich sind, können dich diese Fragen dabei unterstützen, wieder mehr Entspannung zu finden. Nimm dazu gerne den Rauchquarz in deine Hand, während du die Fragen für dich beantwortest. Die Energie des Steins wird dich dabei leiten und einen besseren Zugang zu deinem Unterbewusstsein schaffen:

- In welchen Situationen meines Lebens bin ich schnell gestresst?
- Was kann mir dabei helfen, in diesen Situationen ruhig zu bleiben?
- Welcher negative Glaubenssatz könnte dahinterstecken, dass ich mir nicht ausreichende Ruhepausen nehme?

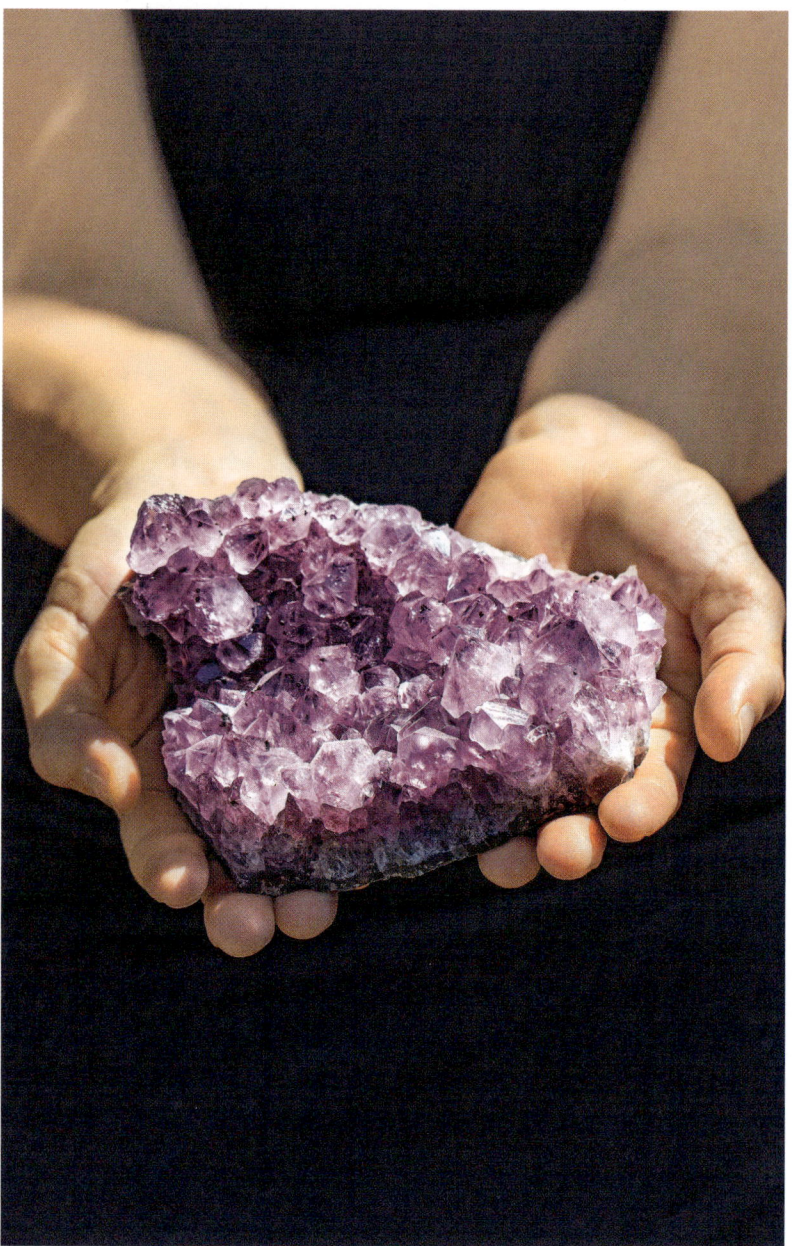

Mittwoch

Amethyst

Der Amethyst lädt dich dazu ein, einmal zu überprüfen, was wirklich deinem Kern entspricht. Es ist Zeit, deiner Intuition zu vertrauen, denn die Antwort liegt bereits in dir. Höre auf den Ruf deiner inneren Stimme. Atme tief in dein Herz ein und aus und spüre die Ruhe und den Frieden, die tief in dir ihren Ursprung finden. Heiße das Gefühl der Harmonie in deinem ganzen Körper willkommen und nutze dies, um die Antworten auf all deine inneren Fragen zu finden.

Ich bin in Harmonie mit mir und allem um mich herum

Vermutlich gibt es nichts, was wir uns mehr wünschen, als ein Leben in Ruhe, Harmonie und Frieden zu leben. Nicht nur uns selbst gegenüber, sondern auch in unserem Umfeld.

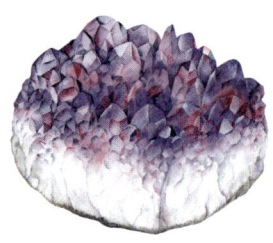

Wir wünschen uns ein Zuhause, in dem wir ankommen können, in dem wir Frieden finden und in dem wir uns fallen lassen können.

Das kann zum einen das physische Zuhause sein, aber auch das Zuhause in uns selbst – unsere Innenwelt.

Der Edelstein, der dies am meisten widerspiegelt, ist der Amethyst. Er kommt in verschiedenen Lilatönen vor. Manchmal mit weißen Quarz-Einschlüssen oder auch in einem kräftigen Dunkellila. Der Amethyst hat viele Gesichter, vor allem aber erkennen wir ihn in seiner Rohform an den vielen einzelnen Kristallspitzen.

Das Wort „Amethyst" stammt aus dem Griechischen und bedeutet soviel wie „nicht trunken", da er nach der Auffassung der alten Griechen davor schützt, volltrunken zu sein.

Auf der körperlichen Ebene hilft dir der Amethyst dabei, Entzündungen vorzubeugen und bestehende zu lindern. Außerdem schafft er Abhilfe bei unreiner Haut, Hautirritationen und Akne. Auch bei Fieber ist er der Retter in der Not.

Hinsichtlich seiner geistigen und seelischen Wirkung ist er ein wahres Allround-Talent. Er schafft eine

Übung

KLEINER TRAUMSTEIN

Durch seine Wirkung hinsichtlich Ruhe und Harmonie ist er auch sehr gut als Edelstein für das Schlafzimmer geeignet. Generell solltest du aufpassen, welche Steine du in diesem Zimmer aufbewahrst. Belebende Edelsteine zum Beispiel solltest du hier nicht aufstellen, da sie dich beim Schlafen stören könnten.

Aus eigener Erfahrung kann ich dir sagen, dass ein Amethyst auf dem Nachttisch Wunder bewirken kann. Ich selbst schlafe oftmals eher schlecht ein, da ich nur schwer zur Ruhe komme. Die Gedanken kreisen noch vom Tag und ich kann sie manchmal einfach nicht abschalten.

An solchen Abenden nehme ich meinen Amethyst vom Nachttisch und lege ihn kurz auf mein Herz. Ich nehme einige tiefe Atemzüge und stelle mir vor, wie die wohltuende Wirkung des Steins einmal durch meinen gesamten Körper fließt. Wie sich die lilafarbene Energie immer mehr und mehr ausdehnt und so alle negativen Gedanken, oder die, die mich noch beschäftigen, verdrängt. Danach lege ich den Edelstein wieder auf das Tischchen neben meinem Bett und kann innerhalb weniger Minuten einschlafen.

Wenn du diese ganz kurze, aber doch sehr effektive Übung für dich nutzt, wirst du sehen, wie schnell du zur Ruhe kommst.

Atmosphäre der Ruhe und Harmonie. Du fühlst dich sicher, getragen und gehalten. Gerade in der heutigen stressigen Zeit ist er daher ein treuer Begleiter, um den inneren Seelenfrieden zu wahren, zu entspannen und den Stress von außen nicht zu sehr an sich heranzulassen.

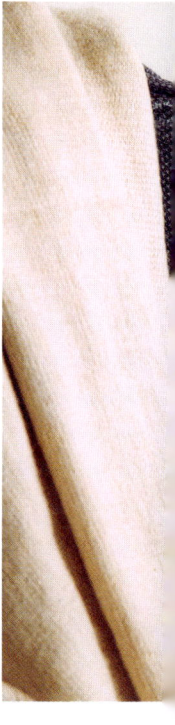

Weiterhin unterstützt er bei Prüfungsangst und Angst im Allgemeinen. Bei Kummer hilft er, wieder das Positive im Leben zu sehen und die Trauer und Sorgen hinter sich zu lassen.

Der Amethyst ist zudem ein leichter, aber sehr effektiver Schutzstein. So kann er dich daran hindern, unerwünschte Muster von anderen Menschen anzunehmen.

Energetisiertes Wasser

Um generell das Gefühl von Ruhe und Harmonie sowie Ausgeglichenheit zu spüren, kannst du den Amethyst auch innerlich anwenden.

Das gelingt dir am einfachsten, indem du Edelsteinwasser trinkst.

Hierfür verwendest du dein Trinkwasser, welches du mithilfe von speziell deklarierten Wassersteinen energetisierst. Das bedeutet, dass das Trinkwasser mit den Informationen der Edelsteine aufgeladen wird. Durch das Trinken dieses Wassers gelangen diese dann unmittelbar in den Körper und können dort schnell und gleichmäßig wirken.

Achte hier aber unbedingt darauf, dass die Steine speziell als Wassersteine gekennzeichnet sind. Das heißt, dass sie frei von chemischen Rückständen sind, oder als Rohsteine so bearbeitet wurden, dass keine Mikrosplitter in das Wasser gelangen können.

Neben Roh- und Trommelsteinen, die du direkt in dein Wasser legen kannst, gibt es im Handel auch spezielle Flaschen, die einen

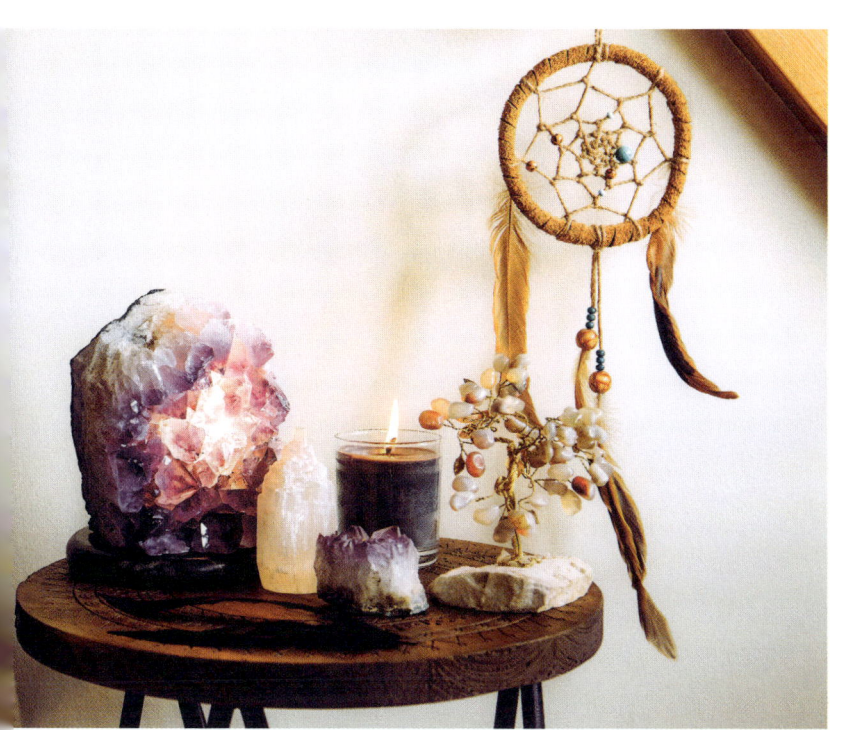

Die Energie deines Zuhauses kannst du durch das Aufstellen von Edelsteinen positiv beeinflussen.

Einsatz haben, oder mit Edelsteinen gefüllte Reagenzgläser, die in die Wasserflasche gestellt werden. So kommt das Wasser nicht direkt mit den jeweiligen Steinen in Berührung und kann die Informationen dennoch aufnehmen.

Allerdings gibt es bei der Einnahme von Edelsteinwasser ein paar Dinge zu beachten:

1. Achte wie gesagt auf die explizite Deklarierung als Wasserstein oder verwende eine alternative sichere Methode wie oben beschrieben.

2. Wenn du noch nie zuvor Edelsteinwasser getrunken hast, taste dich langsam heran. Beginne mit einem Glas am Tag für mindestens eine Woche. Wenn du merkst, dass es dir guttut, kannst du die Menge langsam steigern. Dein Körper darf sich daran gewöhnen.

3. Die Grundmischung, die aus Bergkristall, Rosenquarz und Amethyst besteht, kannst du zu deinem täglichen Wasser machen. Hier gibt es keine Begrenzung, die beachtet werden sollte. Alle anderen Steine solltest du nur situativ anwenden und nicht über einen längeren Zeitraum aufnehmen.

In der Grundmischung, welche auch als das „magische Dreieck" bezeichnet wird, ist der Amethyst enthalten. In Kombination mit Bergkristall und Rosenquarz schafft er das Gefühl innerer Ausgeglichenheit.

Rosenquarz, Amethyst und Bergkristall bilden zusammen ein sehr harmonisches Trio in der Anwendung.

Ich trinke dieses Wasser in regelmäßigen Abständen als mein tägliches Wasser, wie eine Art „Kur". Ich merke recht schnell, wie ich dann innerlich ruhiger bin. In stressigen Situationen bin ich gelassener und lasse mich nicht so schnell aus dem Konzept bringen. Außerdem bin ich fokussierter und empfinde Gefühle wie Dankbarkeit sowie Liebe und Freude in den kleinen Dingen intensiver.

Ich bin sehr dankbar für diese einfache und doch sehr effektive Anwendung von Edelsteinen im Alltag. „Es darf leicht sein". Das veranschaulicht das Einsetzen von Edelsteinwasser und es tut zudem dem physischen und dem energetischen Körper gut.

SICH FRAGEN STELLEN –
UND INTUITIV ANTWORTEN FINDEN

Wenn es sich allerdings im Alltag dennoch manchmal schwer und trüb anfühlt, kann es helfen, dich einmal mit deiner inneren Stimme zu verbinden. Nutze dazu die folgenden Fragen und versuche, sie für dich ehrlich zu beantworten:

- Wo in meinem Leben wünsche ich mir mehr Harmonie, Ruhe und Gelassenheit?
- Wie kann ich diese Gefühle in mein Leben ziehen, auch wenn es sich gerade eher nach Stress und Hektik anfühlt?
- Was kann ich bewusst tun, um mich in meinem Zuhause (physisch und im eigenen Körper) wohlzufühlen?

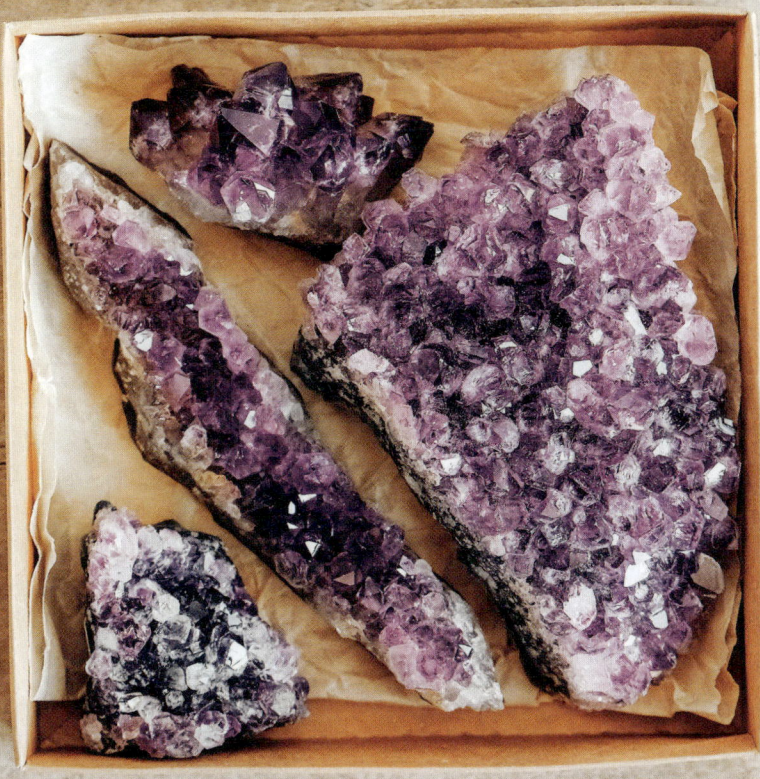

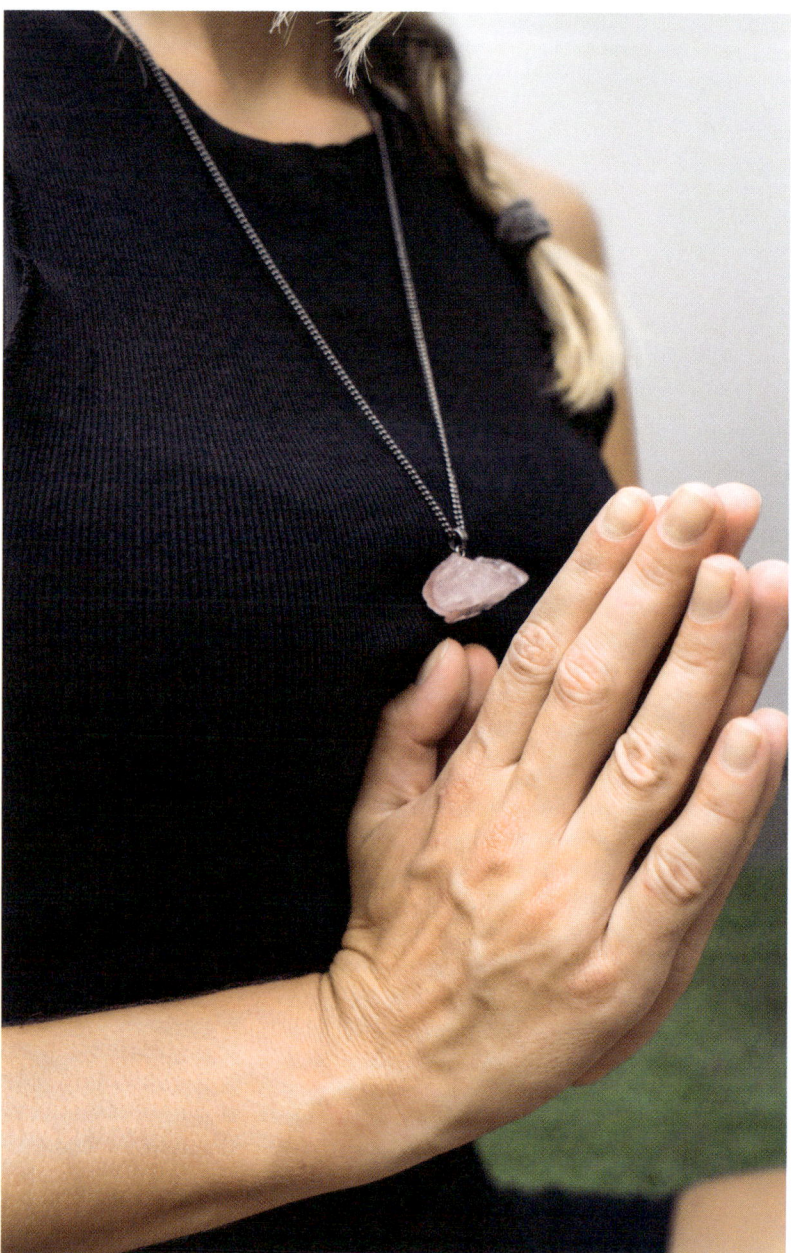

Donnerstag

Rosenquarz

Deine Grundschwingung ist Liebe. Manchmal verschließen wir unser Herz aufgrund schmerzlicher Erfahrungen. Es ist an der Zeit, dein Herz wieder weit werden zu lassen. Öffne es für all die Wunder, die vor dir liegen. Wenn du nach einer Antwort suchst, frage dich stets „Was würde die Liebe tun?" und versuche, die Welt durch ihre Augen zu sehen. Sieh die kleinen Wunder und spüre die Dankbarkeit in jeder deiner Zellen, denn du bist reine Liebe.

Ich bin erfüllt von Liebe und Dankbarkeit

Kennst du das, wenn dir etwas misslingt oder du dir etwas vorgenommen und dann doch nicht erledigt hast? Oder wenn du dir selbst ein Versprechen gegeben hast und es dann nicht einhalten konntest?

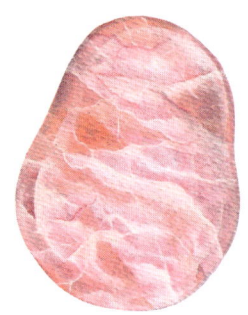

Diese Kleinigkeiten, die wir im Alltag häufig erleben, sind einzeln für sich betrachtet keine Besonderheit. Doch kommen sie häufiger vor und sind wir uns ihrer nicht bewusst, können sie dazu führen, dass unsere Selbstliebe und das Vertrauen in uns selbst abnehmen. Sätze wie „Ach, ich bin so dumm, ich habe es wieder nicht hinbekommen!", „Was kann ich überhaupt" und „Nicht mal das schaffe ich", werden fast zu inneren Mantren.

Der Rosenquarz ist der Stein der Liebe und kann dir dabei helfen, liebevoll und achtsam mit dir und deinen Mitmenschen umzugehen. Körperlich betrachtet hilft er dabei, Kopfschmerzen zu lindern, er wirkt sich positiv auf die Geschlechtsorgane aus und fördert die Fruchtbarkeit.

Ein großer Rosenquarz-Rohstein, der neben einem Computer aufgestellt wird, bindet die elektrischen Strahlungen.

Im Schlafzimmer aufgestellt fördert er die Sexualität und Liebe in der Partnerschaft. Zudem stärkt der Rosenquarz das Herz-Kreislauf-System und er kann sich positiv auf Nervenentzündungen auswirken.

Harmonisierender Streitschlichter

Seelisch unterstützt er dabei, Liebeskummer zu mildern und er verdeutlicht dir deine eigenen Bedürfnisse. In depressiven Phasen sorgt er für Stimmungsaufhellung und erleichtert das Verzeihen. Schon unsere Vorfahren haben den Rosenquarz bei Streitigkeiten eingesetzt, um nicht in Zorn zu verfallen, sondern die Differenzen in Harmonie zu beseitigen.

Gerade auch bei Kindern kann der Rosenquarz das Heimweh lindern und sie aufgeschlossen gegenüber neuen Situationen und Begegnungen machen.

Die Form des Herzens kann die Wirkung des „Steins der Liebe" zusätzlich positiv verstärken.

Übung

EINE KLEINE PAUSE FÜR MEHR SELBSTLIEBE

Mithilfe dieses kleinen Rituals kannst du jeden Tag einen kurzen Moment der Selbstliebe und Anerkennung zelebrieren. Am besten führst du es kurz vor dem Schlafengehen aus.

Lege dazu einen Rosenquarz an dem Ort bereit, an dem du diese Übung machen möchtest. Das kann entweder dein Nachttisch sein, ein Platz in der Nähe deines Sofas oder auch in deiner Meditationsecke.

1. Nimm deinen Rosenquarz in die Hand, lege ihn auf dein Herz und schließe die Augen. Atme dann einige Male tief durch die Nase ein und durch den Mund wieder aus. Spüre, wie dein Herzschlag ruhiger wird und wie sich dein gesamter Körper immer weiter entspannt.

2. Lasse nun deinen Tag vor deinem inneren Auge noch einmal wie einen Film ablaufen. Wie hat dein Tag begonnen? Welche Menschen hast du gesehen? Über was hast du mit ihnen gesprochen? Was waren die schönsten Momente deines Tages? Wie hast du dich dabei gefühlt? Versuche, die einzelnen Momente deines Tages noch einmal richtig zu spüren und nachzuempfinden, wie du sie erlebt hast.

3. Frage dich im Anschluss: „Was habe ich heute nur für mich gemacht?", „Was habe ich mir Gutes getan?". Bei diesen Fragen geht es wirklich nur um dich.
   Die Antwort kann schon eine Kleinigkeit sein, beispielsweise, dass du dir einen Tee gekocht und diesen in Ruhe genossen hast. Oder dass du zehn Seiten deines aktuellen Buches gelesen hast.

4. Wenn dir eine oder mehrere Antworten eingefallen sind, sei dankbar dafür. Du kannst dir dieses Gefühl der Dankbarkeit

gerne als eine Art flüssiges Licht vorstellen. Welche Farbe hat es für dich?

Visualisiere nun vor deinem inneren Auge, wie sich dieses Licht und somit das tiefe Gefühl von Dankbarkeit aus dem Rosenquarz heraus in deinem ganzen Körper ausbreitet. Jede Zelle deines Körpers wird von diesem Licht eingehüllt und es breitet sich mit jedem Atemzug weiter in dir aus.

5. Nimm nun noch einmal wahr, wie es dir geht. Bist du entspannter als vorher? Spürst du, dass du mehr mit dir verbunden bist und wie dankbar du für dich bist?

6. Wenn du soweit bist, atme zum Schluss noch einmal tief ein und aus. Komme bewusst im gegenwärtigen Moment an und öffne langsam deine Augen.

Der Rosenquarz hilft dir dabei, tiefe Dankbarkeit zu empfinden und Liebe — vor allem auch dir selbst gegenüber — zu spüren.

Anspannung und Angst können nicht zeitgleich mit Liebe und Dankbarkeit existieren. In dem Moment, in dem du die positiven Gefühle spüren kannst, ist kein Platz mehr für Emotionen, die dich belasten. Durch diese Übung

Du darfst für dich einstehen und Dinge ablehnen, wenn sie dir nicht guttun.

schließt du deinen Tag in Liebe ab. Vor allem in dem Gefühl der Selbstliebe. Du hast dir bewusst Zeit für dich genommen und die Momente des Tages reflektiert.

Wenn du diese Übung regelmäßig machst, wirst du feststellen, dass du achtsamer im Umgang mit dir wirst und du die Beziehung zu dir stärkst.

Denn jede Beziehung, egal ob zu anderen Menschen oder uns selbst gegenüber, braucht Pflege und Aufmerksamkeit.

Die Liebe sich selbst gegenüber ist die Grundlage von so vielem. Ich selbst hatte viele Jahre Probleme damit, anderen Menschen gegenüber gesunde Grenzen zu ziehen. Ich hatte Angst, nicht mehr geliebt und abgelehnt zu werden, wenn ich nicht immer jeden Gefallen erledige oder zu allem „Ja" sage.

Die Selbstliebe-Übung hat meine Einstellung zu diesen Punkten grundlegend verändert. Vergiss niemals, dass du der wichtigste Mensch in deinem Leben bist.

Sich selbst Gutes tun

Neben diesem Ritual kannst du natürlich noch weitere Dinge in deinen Alltag integrieren, die die Selbstliebe stärken.

Das kann beispielsweise das Buchen einer Massage sein, ein Ausflug alleine in eine schöne Stadt oder ein Date mit dir selbst in einem tollen Restaurant.

Du kannst auch anfangen, Tagebuch zu schreiben und so deine Gedanken notieren. Auch das schafft Bewusstheit und kann ein Symbol dafür sein, dass du dich selbst ernst nimmst und dir deine Zeit und Aufmerksamkeit schenkst.

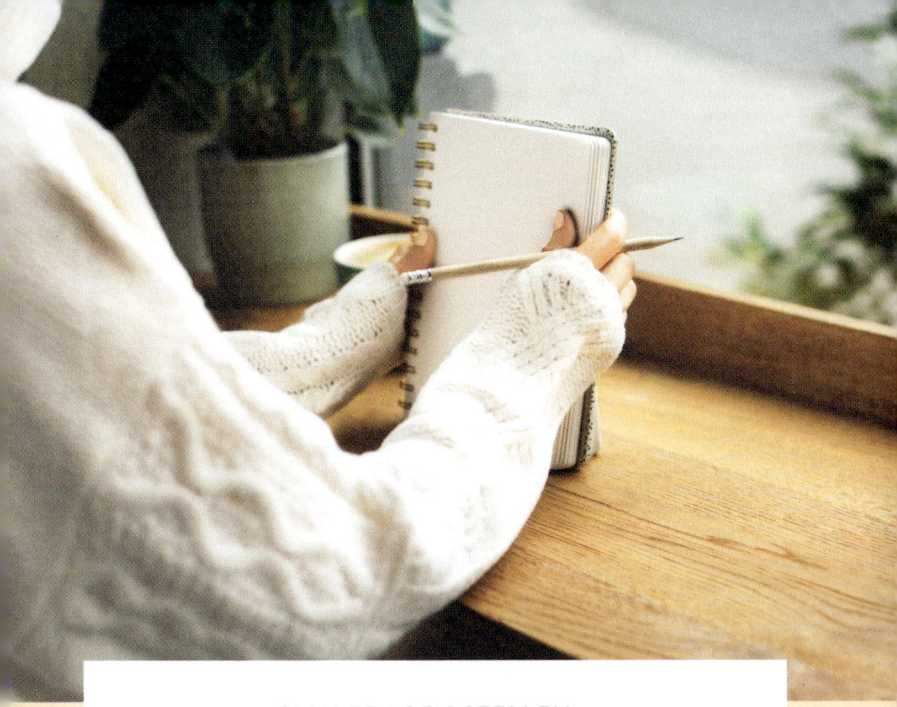

SICH FRAGEN STELLEN –
UND INTUITIV ANTWORTEN FINDEN

Lege dir ein Notizbuch und einen Stift bereit. Nimm den Rosenquarz in deine Hand, lege sie auf dein Herz und atme einige Male tief ein und aus.

Spüre nun, wie sich ein Gefühl der Ruhe und Harmonie einstellt und komme ganz in diesem Moment an. Wenn du bereit bist, öffne deine Augen, lies dir Frage für Frage durch und notiere dir die Antworten:

- In welchen Momenten meines Lebens fällt es mir schwer, für mich einzustehen?
- Inwiefern stelle ich die Bedürfnisse meiner Mitmenschen über meine eigenen?
- Wann fällt es mir leicht, auf meine innere Stimme zu hören?

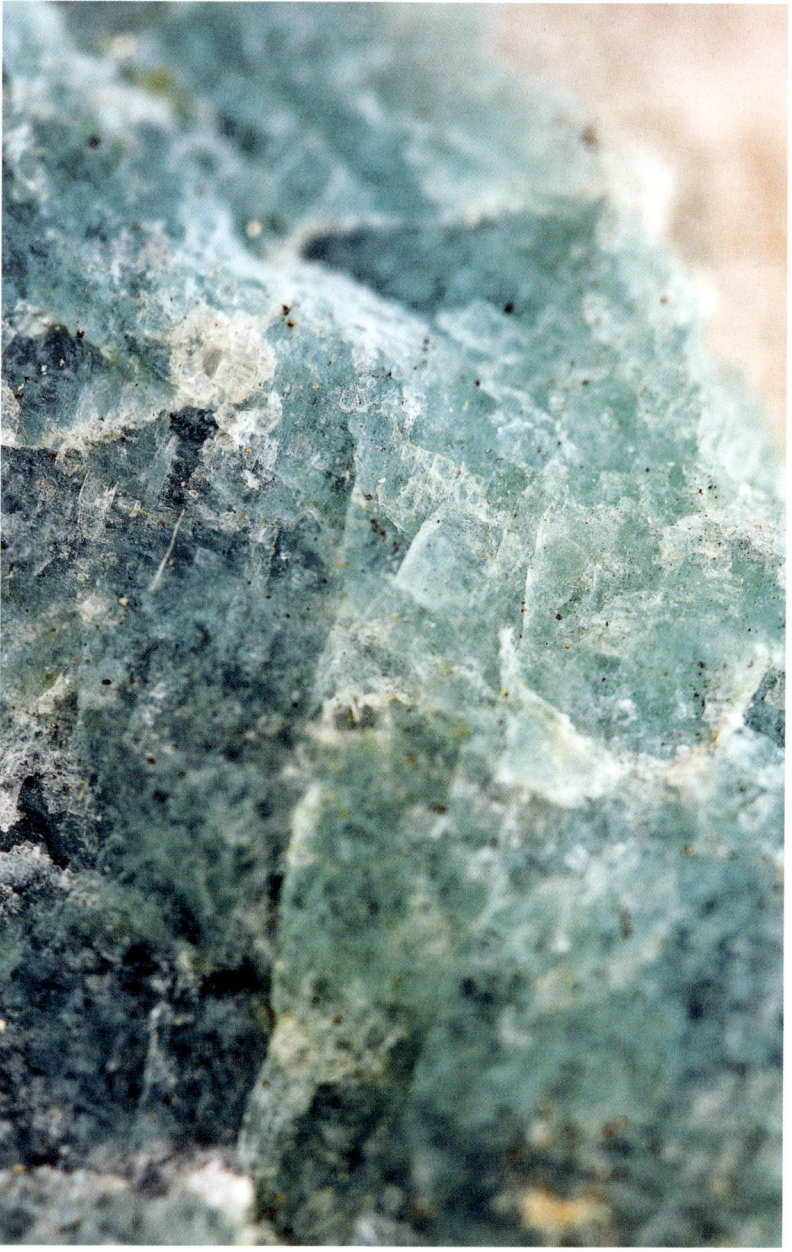

Freitag

Amazonit

Manchmal gibt es Phasen und Situationen, in denen du sehr im Kopf und in deinen Gedanken festhängst. Du darfst dich daran erinnern, wie du deine Entscheidungen wirklich treffen solltest. Erinnere und verbinde dich mit der Stimme deines Herzens. Was hat sie dir zu erzählen? Erde dich immer wieder, um im Hier und Jetzt anzukommen. Denn hier gibt es nichts, worüber du dir Gedanken machen musst. Diese Pausen sind wichtig — achte auf dich und höre auf deine innere Stimme. Sie wird dich leiten.

Ich bin im Einklang mit allem, was ist

Durch Fehlhaltung, Stress und innere Unruhe kann es leicht vorkommen, dass sich dein Körper verspannt. Der Nacken schmerzt, die Schultern sind verspannt, der Rücken zwickt und der Kopf tut weh.

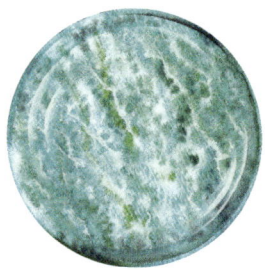

Vor allem dann, wenn du Situationen ablehnst oder Gefühle nicht wahrhaben möchtest und verdrängst, übertragen sich diese Emotionen auf den Körper. Die Muskeln verhärten sich und es kann zu physischen Schmerzen kommen.

Der Amazonit ist einer der Edelsteine, die dir dabei helfen können, diese Verspannungen zu lösen. Sowohl im körperlichen als auch übertragenen mentalen Hinblick.

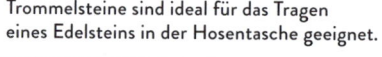

Trommelsteine sind ideal für das Tragen eines Edelsteins in der Hosentasche geeignet.

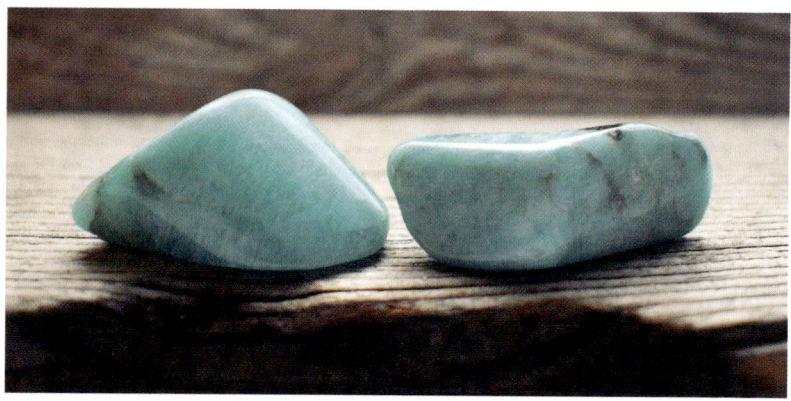

Der Amazonit wirkt muskel-
entspannend und krampflö-
send. Daher ist er beispielsweise auch ein sehr guter
Begleiter bei einer Geburt.
Zudem kann er zur Linderung
von Menstruationsbeschwerden beitragen. Zusätzlich
stärkt er die Nerven bei Ner-
vosität und trägt somit dazu
bei, innere Unruhe abzule-
gen.

**Der Amazonit wird den
Sternzeichen Krebs,
Jungfrau und Wassermann
zugeordnet. Die beste
Wirkung hinsichtlich der
Chakren hat er, je nach
Farbgebung, auf das
Herz- oder Halschakra.**

Bei depressiven Verstimmungen wirkt er erheiternd und hilft, die
Kontrolle über das eigene Leben wieder selbst zu übernehmen.
Nach einschneidenden Erlebnissen und Episoden starken Kum-
mers trägt er zur Linderung bei und hilft, das anzunehmen, was ist.

Ausgleichende Massage

Aufgrund seiner krampf- und muskelentspannenden Wirkung
wird der Amazonit sehr gerne als Massagestein eingesetzt. Kombi-
niert mit ätherischen Ölen, beispielsweise Lavendel, Rosmarin
oder Kamille, die ebenfalls die Muskulatur entspannen, kann dieser Edelstein wahre Wunder bewirken.
Als ich noch aktive Turnierreiterin war, habe ich selbst regelmäßig
Amazonit-Massagen gemacht. Gerade, wenn der Körper stark be-
lastet wird und kein regelmäßiger Ausgleich stattfindet, darfst du
dir bewusst Zeit nehmen, um dich um ihn zu kümmern.

Falls du sehr geruchsempfindlich bist oder den Geruch ätherischer Öle schlicht nicht magst, kannst du natürlich auch jedes andere Massageöl verwenden. Wichtig ist, dass du deine Haut damit einreibst, damit der Stein darüber gleiten kann.

Eine Anwendung mit dem Amazonit kannst du aber nicht nur rein körperlich für dich nutzen, sondern du kannst sie auch mit der emotionalen Ebene verbinden.

Am besten wählst du hierfür einen speziellen Massagestein oder einen Stein, der eine abgerundete Form hat wie etwa ein Seifenstein oder eine kleine, sogenannte „Free Form".

Übung

BESTANDSAUFNAHME

1. Stelle dein Öl sowie deinen Amazonit vor dich hin und finde einen bequemen Sitz. Schließe deine Augen und nimm einige tiefe Atemzüge durch die Nase ein und durch den Mund wieder aus.
2. Mache nun eine Art „Bestandsaufnahme" deines Körpers. Gehe gedanklich von deinem Scheitel beginnend bis zu deinen Fußsohlen einmal deinen Körper entlang und spüre, welche Bereiche sich etwas verspannt anfühlen. Wann immer du etwas wahrnimmst, halte kurz an und schicke deine volle Aufmerksamkeit für einen kleinen Moment genau auf diese Stelle deines Körpers.
3. Öffne für einen kurzen Moment deine Augen und trage genau auf diese Stellen etwas von dem Öl auf. Schließe dann wieder deine Augen und fahre mit dem Amazonit, mit

leichtem Druck, über diese Stellen und massiere die Verspannung achtsam heraus. Streiche dabei am besten immer von oben nach unten.

Diesen Schritt wiederholst du so lange, bis du alle erreichbaren verspannten Stellen massiert hast und du spürst, dass sich die Verspannungen besser anfühlen oder vielleicht sogar schon gelöst haben.

4. Nun schüttle deinen Körper einmal vorsichtig aus und komme wieder zur Ruhe. Richte dann deine Aufmerksamkeit auf dein Herz. Stelle dir nun die Fragen „Im Hinblick auf welches Thema empfinde ich eine innere Anspannung?" und „Welchen Kampf, möchte ich ab heute nicht mehr kämpfen?". Nimm wahr, wo im Körper du die Antwort spüren kannst. Merkst du, dass sich im Bauch etwas verkrampft oder dass sich ein Kopfschmerz anbahnt? Lege den Amazonit auf diese Stelle und stelle dir vor, wie ein türkisblaues Licht diesen Bereich deines Körpers „durchleuchtet", gar einnimmt und sich die emotionale Verspannung langsam löst.

5. Wenn du dann spürst, dass du dich leichter und befreiter fühlst, öffne langsam deine Augen und komme zurück in den gegenwärtigen Moment.

Verankerte Glaubenssätze lösen

Es kann sein, dass du diese Übung einige Male wiederholen musst, bis du eine Veränderung spüren kannst oder zu deinen Antworten auf die Fragen kommst. Gerade wenn es sich um tiefsitzende Glaubenssätze oder Muster handelt, möchte unser Unterbewusstsein nicht immer sofort „Einblick gewähren".

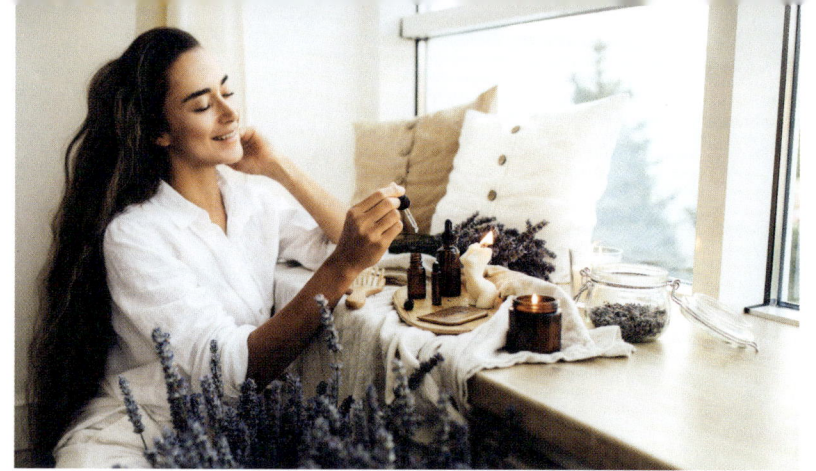

Geeignete Öle und Edelsteine – gemeinsam angewendet – können ihre Wirkung jeweils gegenseitig positiv verstärken.

Ich selbst konnte nach der zweiten Anwendung einen sehr großen Knoten lösen. Einen Glaubenssatz, den ich seit der Schulzeit zu meiner Realität gemacht hatte. Ich hatte lange geglaubt, dass mich niemand ernst nahm, wenn ich meine Wahrheit sprach, da ich in der dritten Klasse eine Erfahrung dahingehend gemacht hatte. Da dieser Gedanke für mich zur Wirklichkeit geworden war, sprach ich viele Dinge nicht an und zog keine Grenzen. Nachdem ich diesen Glaubenssatz enttarnt hatte, konnte ich bewusste Entscheidungen treffen, die eine neue Realität ermöglichten und mir im Hier und Jetzt beweisen, dass es sehr wohl sicher ist, meine Wahrheit auszusprechen und mir nichts passieren kann.

Als eine Art „Anker" kannst du den Amazonit auch als Schmuck bei dir tragen. Gerade als Armband, welches du an deinem Handgelenk während des Tages regelmäßig siehst, erinnert er dich daran, was du loslassen möchtest. Gleichzeitig überträgt sich seine Wirkung natürlich auch auf dich, sodass du eine doppelte Unterstützung hast: einmal auf der bewussten und einmal auf der unterbewussten Ebene.

SICH FRAGEN STELLEN –
UND INTUITIV ANTWORTEN FINDEN

Wenn du dich darüber hinaus mit deiner Innenwelt auseinandersetzen und dir die Wirkung des Amazonits zunutze machen möchtest, kannst du dir folgende Fragen stellen und schauen, was dein Unterbewusstsein dir als Antworten liefert. Durch die Anwendung des Edelsteins wirst du leichter Zugang zu ihnen finden:

- Inwiefern halte ich an alten Mustern und Glaubenssätzen bewusst oder unbewusst fest, weil sie mir vermeintlich Sicherheit geben?
- Wie kann ich diesen Glaubenssatz positiv umformulieren? (Beispiel: Der Glaubenssatz „Ich brauche viele Freunde, um nicht alleine zu sein" gibt dir Sicherheit. Das bedeutet aber auch, dass du vielleicht viele lose Freundschaften hast, aber keine wirklich tiefen Beziehungen führst. Dein neuer positiver Glaubenssatz könnte lauten: „Ich bin mit allem verbunden und niemals alleine. Meine Freundschaften führe ich aus dem Herzen.")
- Was möchte ich in die Welt tragen, halte es aus Angst aber immer noch zurück?

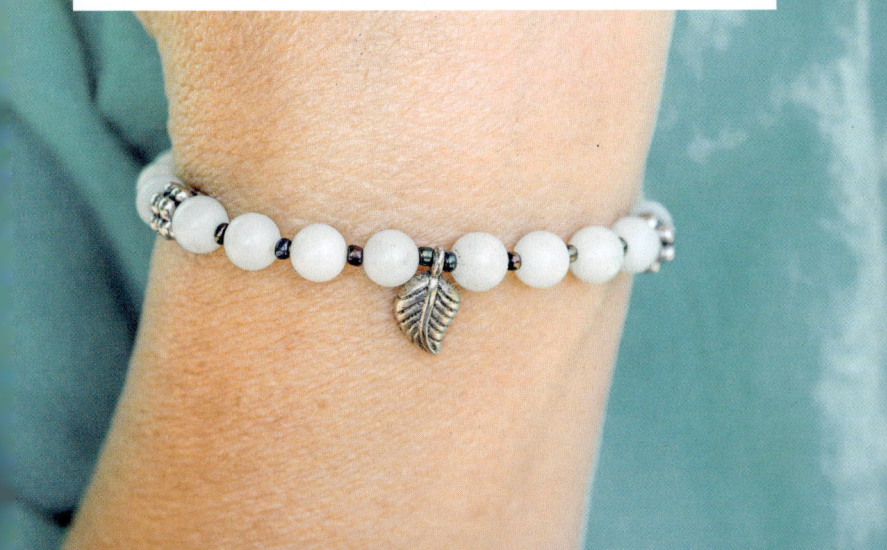

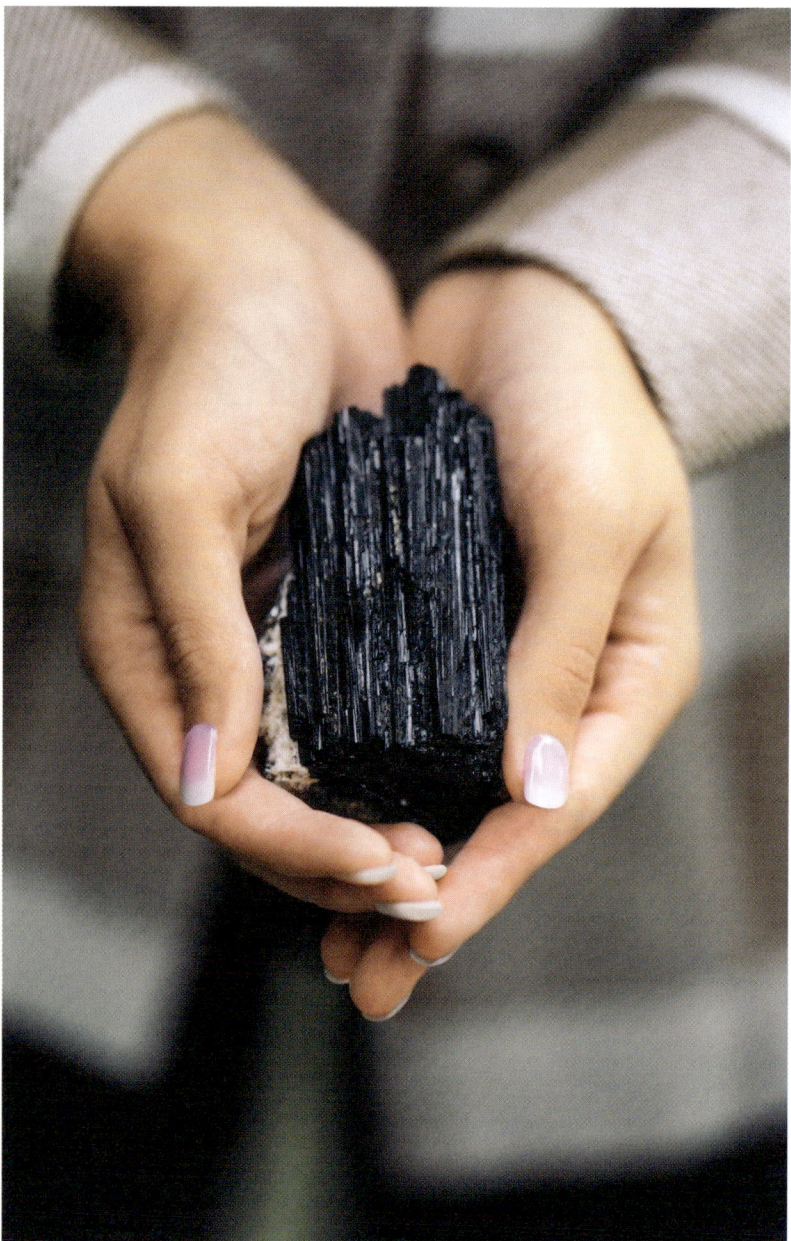

Samstag

Schwarzer Turmalin

Wenn du das Gefühl hast, dass dich die negativen Energien im Außen übermannen, verbinde dich mit dir. Erschaffe dir eine Schutzhülle um dich herum. Du musst dich diesen Energien nicht aussetzen. Bleibe bei dir und verbinde dich mit deinem höchsten Selbst. Diese Kraft ist immer zu deiner Unterstützung da und hilft dir, vollkommen in dir ruhend zu bleiben. Du bist sicher in dir.

Ich bleibe bei mir,
egal was im Außen geschieht

Wer kennt sie nicht, diese Kollegen, mit denen man nie auf einen gemeinsamen Nenner kommt, oder die zugegebenermaßen doch sehr anstrengende Tante.

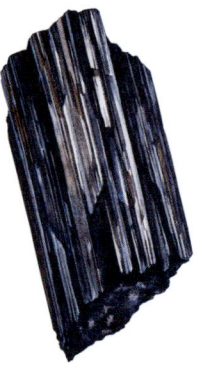

Immer wieder gibt es Situationen im Leben oder auch Menschen, denen wir begegnen, die uns nicht guttun, gegen die wir aber im ersten Moment nicht viel tun können.

Wenn es uns mental nicht gut geht oder wir in einer stressigen Phase unseres Lebens sind, fällt es uns oft schwer, uns abzugrenzen, da die Stärke aus dem Inneren heraus schlicht fehlt.

Der schwarze Turmalin gilt als einer der stärksten Schutzsteine. In solchen Situationen kann er dir daher der ideale Begleiter sein.

Da der Turmalin in seiner Wirkung sehr stark und intensiv ist, beginne zunächst mit einem eher kleinen Stein. So kannst du dich langsam herantasten, statt dein Energiesystem unmittelbar zu konfrontieren und eventuell zu überfordern.

Auf der körperlichen Ebene unterstützt er die Nieren und entgiftet den Körper. Zudem hilft er dabei, Narben zu entstören und im Körper sitzende Traumata zu lösen. Er kann den Darm bei Beschwerden wieder ins Gleichgewicht bringen und lindert Rückenschmerzen sowie Schlafprobleme. Der schwarze Turmalin macht dir deinen Körper bewusst und trägt so zu einer aufrechteren Haltung (auch innerlich) bei.

Auf der mentalen Eben ist er ein wahrer Schutzengel. Er filtert die Fremdenergien um dich herum und hilft, diese nicht anzunehmen. Außerdem verbessert er die Eigenkontrolle und fördert die Willensstärke. Weiterhin reinigt er die eigene Vitalenergie von äußeren Einflüssen und sorgt so für ein allgemein besseres Befinden. Du fühlst dich dadurch leichter, beschützt und selbstsicher.

Der schwarze Turmalin wird astrologisch gesehen dem Steinbock zugeordnet.

Sicherheit und Vertrauen finden

Wie kannst du die Eigenschaften des schwarzen Turmalins nun konkret für dich nutzen?

Wann immer du das Gefühl hast, die Kontrolle in einer Situation zu verlieren, schenkt er dir Halt, Sicherheit und Selbstvertrauen. Das

Die Farbe schwarz wirkt im Hinblick auf die Edelsteine schützend und Halt gebend.

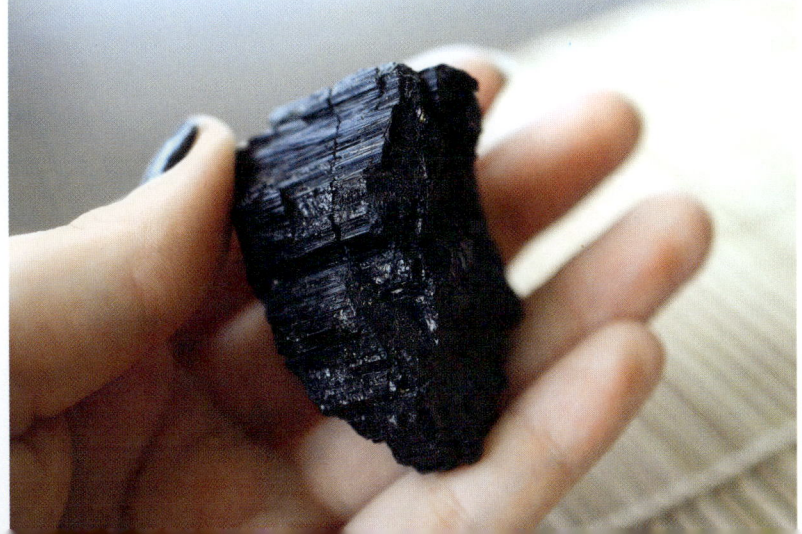

kann beispielsweise vor einem Vorstellungsgespräch, dem Familienessen oder einem klärenden Gespräch, das schon längst überfällig ist, sein. Hierfür gibt es eine sehr effektive und einfache Übung. Es gilt der Grundsatz: Es darf auch mal leicht sein.

Übung

KLEINE SICHERHEITS-SEIFENBLASE

1. Finde einen ruhigen Ort, an dem du für einige Minuten ungestört bist. Das kann unter Umständen auch das Auto oder das Badezimmer sein.
2. Nimm deinen schwarzen Turmalin in beide Hände und lege sie auf dein Herz. Der Edelstein stellt den Mittelpunkt für diese Übung dar, sodass du vollkommen zentriert bist. Wenn du bereit bist, mit dem kleinen Ritual zu beginnen, schließe deine Augen und atme noch einige Male tief durch die Nase ein und durch den Mund wieder aus.
3. Stelle dir nun vor, wie aus dem Edelstein in deinen Händen ein weiß-goldenes Licht herausfließt. Es fühlt sich warm, wohlig und vertraut an. Dieses Licht breitet sich immer weiter aus. Es fließt um dich herum und hüllt dich vollständig in sich ein. Spüre einmal genau hin: Wie fühlt es sich an, von diesem Licht umgeben zu sein?
4. Nun kannst du wahrnehmen, dass sich um dich herum, aus diesem Licht, eine Art Blase bildet, die dich umgibt. Sie fühlt sich aber keineswegs einengend oder beklemmend an. Vielmehr breitet sich ein Gefühl von Schutz und Geborgenheit aus. Sieh dir diese Blase genau an und fühle in dich hinein, was die ausgelösten Gefühle mit dir machen.

5. Du bist der Mittelpunkt der Blase und dir vollkommen bewusst, dass sie ein Schutzraum für dich ist. Nimm nun war, dass allein du bestimmst, was in diese Blase hinein und was hinaus darf. Stelle dir einige Emotionen, Menschen oder Momente vor, die auf dich in deiner Blase zugeflogen kommen, und entscheide bewusst, ob du sie hineinlassen möchtest, oder sie außen an deinem Schutzraum abprallen. Kannst du wahrnehmen, wie mächtig du bist?

6. Wenn du all das fühlen und anerkennen kannst, atme einige Male tief ein und aus und wenn du dich bereit fühlst, öffne deine Augen und komme zurück ins Jetzt.

Diese Übung ist sehr kraftvoll und hat mir in einigen Situationen wirklich das Leben erleichtert. Als ich noch in meinem Angestelltenjob war, hatte ich am Tag mit etwa 70 Menschen zu tun, die eine Beratung von mir brauchten. Die meisten von ihnen mit Beschwerden oder anderen eher negativen Anliegen. Diese Emotionen nicht anzunehmen und an mich heranzulassen, war manchmal sehr schwierig. Also überlegte ich mir dieses kleine Ritual und rief mir auch während des Tages immer wieder vor Augen, dass ich die Entscheiderin in meinem Schutzraum bin und nur das hineinlasse, was ich dort auch haben möchte.

Zusätzlich hatte ich mir zu Hause, direkt an die Eingangstür meiner Wohnung, ein kleines Bündel weißen Salbei gelegt. Jedes Mal, wenn ich nach Hause kam, konnte ich mich so von oben bis unten „abräuchern", um all das loszulassen, was ich von meinem Tag nicht mit nach Hause nehmen wollte.

Energetisierende Berührungen

Du kannst den schwarzen Turmalin natürlich nicht nur in Form dieses Rituals nutzen, sondern auch als Stein bei dir tragen. Das kann entweder als Schmuck sein oder als Trommelstein in der Hosentasche. Nimm den Stein während des Tages immer wieder einmal in deine Hand. Spüre, wie er sich anfühlt. Ist er warm oder kalt? Welche Form hat er? Kannst du Unebenheiten oder Besonderheiten an seiner Form wahrnehmen? Durch diesen kleinen Check befasst du dich mit deinem Edelstein und kannst so eine engere Verbindung herstellen. Du wirst ihn auch in seiner Wirkung besser wahrnehmen können. An deinen Fingerkuppen enden viele Energiebahnen deines feinstofflichen Körpers. Durch die Berührung kann die Energie des Steins schnell in dein Energiesystem gelangen und sich so in dir verteilen und auf dich wirken.

„Ich bin sicher in mir. Ich entscheide, wen ich in meinen Raum lassen möchte und welche Energien draußen bleiben."

Wenn du ein paar Minuten Zeit hast, kannst du dich auch hinlegen und den Turmalin auf deine Thymusdrüse legen. Dies ist der Punkt ungefähr dort, wo sich eine Kuhle in deinem Schlüsselbein befindet. Auch hier liegt ein Knotenpunkt deiner Energiebahnen im Körper. Von hier verteilt sich die Energie des Turmalins ebenso gut und gleichmäßig wie über die Fingerkuppen. Wenn du diesen Moment der Ruhe für dich nutzen möchtest, kannst du dies auch gut mit einer Meditation verbinden.

Wenn du deinen schwarzen Turmalin oft bei dir trägst und nutzt, achte bitte unbedingt darauf, ihn regelmäßig zu reinigen. Die Methoden dazu findest du auf dem vorderen Klappentext.

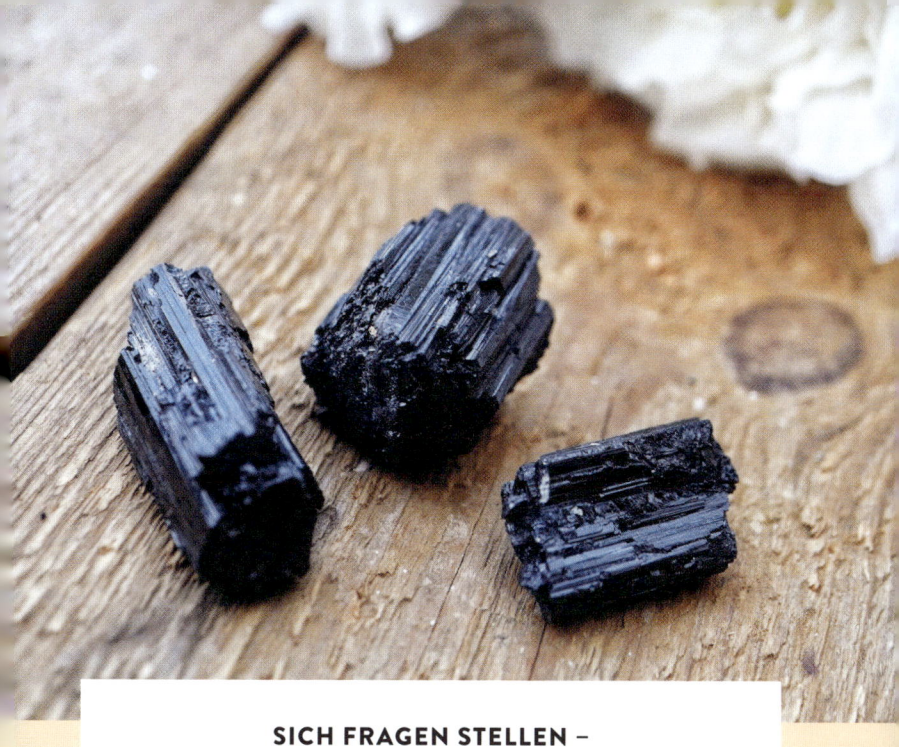

SICH FRAGEN STELLEN –
UND INTUITIV ANTWORTEN FINDEN

Auch den schwarzen Turmalin kannst du für dich nutzen, um an Antworten zu kommen, die in deinem Unterbewusstsein schlummern. Er wird dir unter anderem helfen, dich den Fragen zu Ängsten und unangenehmen Situationen zu stellen:

- In welchen Situationen meines Lebens kann ich die Angst, wenn sie aufkommt, körperlich spüren?
- Wann habe ich dieses Gefühl das erste Mal in meinem Leben gespürt?
- In welchen Momenten fällt es mir schwer, mich von Negativität im Außen zu distanzieren, obwohl es mir besser täte?

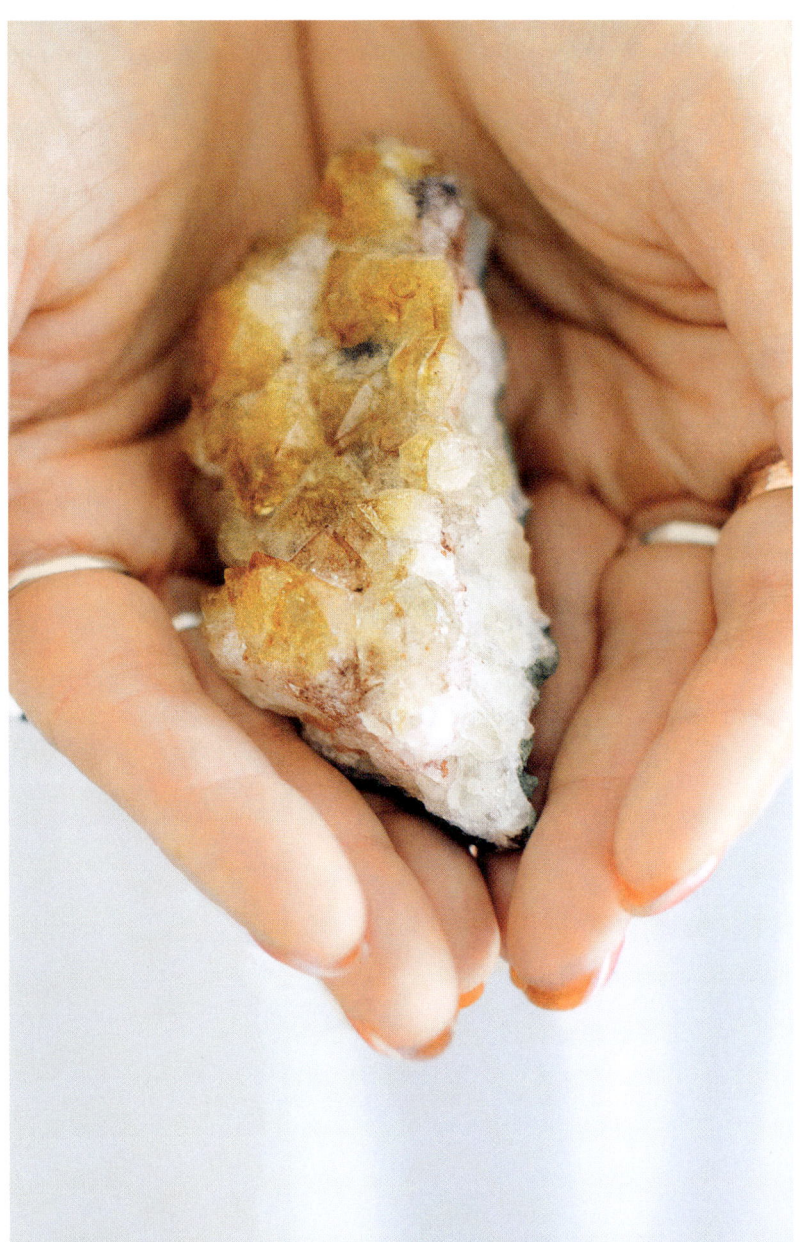

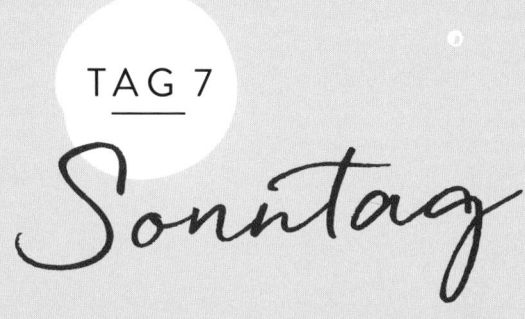

TAG 7

Sonntag

Citrin

Weißt du eigentlich, wie unglaublich mächtig du bist? Du steckst voller Schöpferkraft und Kreativität. Nutze sie, aktiviere sie und erschaffe dir das Leben deiner Träume. Du allein bist in der Lage, all das in dein Leben zu ziehen, was du dir im Herzen ersehnst. Wenn du es dir in deinem Geist vorstellen kannst, kannst du es auch erschaffen. Nutze deine inneren Ressourcen, um all das zu kreieren, was du dir wünschst. Du bist ein so kraftvolles Wunder.

Ich bin der Schöpfer meines Lebens

Das schnellste Auto, das größte Haus oder frei und selbstbestimmt leben. Was auch immer dein Traum ist – du kannst ihn erschaffen. Auch wenn dieser Satz vielleicht abgedroschen klingen mag, aber der einzige Mensch, der für all diese Dinge in deinem Leben verantwortlich ist, bist du. Beim Großträumen sind deiner Kreativität keine Grenzen gesetzt. Durch alte, tief in uns verankerte Glaubenssätze limitieren wir uns aber oftmals

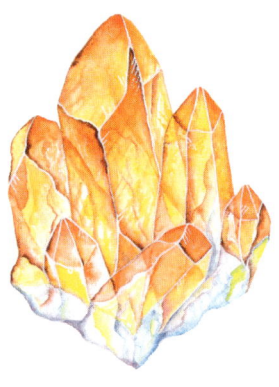

selbst. Und von Stress und Hektik im Alltag bekommen unsere Phantasie und kreative Ader einen Dämpfer versetzt.

> **Der Citrin macht uns empfänglich für unsere Visionen und befreit uns von negativen sowie limitierenden Gedanken.**

Unter Schöpferkraft verstehe ich die Gabe, dass du im Stande bist, zu erschaffen. Und zwar all das, was du möchtest. Lediglich die Grenzen in unserem Kopf erzählen uns, was wir können und was nicht. Lasse den Citrin dein Begleiter auf dieser Reise sein.

Der Citrin gehört zur Familie der Quarze und zeichnet sich durch seine gelb-bräunliche Farbe aus. Im Handel gibt es neben dem Naturcitrin auch gebrannten Citrin, welcher durch das Erhitzen von Amethyst hergestellt wird. Gebrannter Citrin erscheint oftmals in einem kräftigen, grellen Gelb mit weißen Quarzeinschlüssen.

Naturcitrin wirkt sich auf der körperlichen Ebene positiv auf Wetterfühligkeit aus, fördert die Konzentrationsfähigkeit und kann den Blutdruck senken. Zudem kann er Entzündungen lindern und trockene Haut verbessern. Weiterhin hilft er bei Menstruationsbeschwerden und stärkt die Nerven.

Auf seelischer Ebene erhöht er die Motivation, fördert die Kreativität und stärkt das Selbstbewusstsein.

Er schenkt uns Lebensmut, macht uns aktiv und ermutigt uns, auf unsere Träume zuzugehen und sie anzugehen.

Wie seine gelbe Farbe schon vermuten lässt, ist er die pure Sonne für unser Leben und hilft uns dabei, unser inneres Licht wieder anzuknipsen.

In der Chakrenlehre wird der Citrin dem Solarplexuschakra zugeordnet, das unter anderem für das „Ich bin" steht.

Edelsteinspitzen sind ideal zum Manifestieren geeignet.

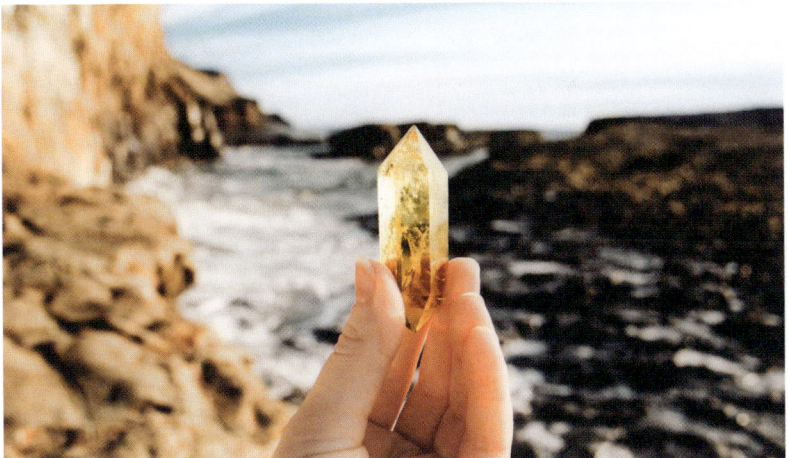

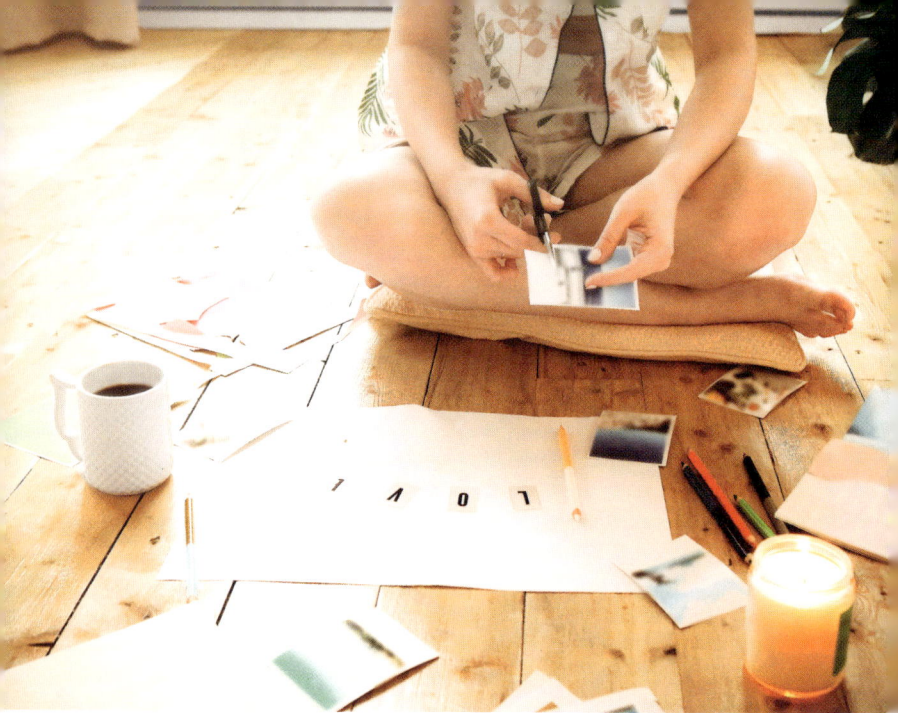

Lasse dein Visionboard das Spiegelbild deiner Innenwelt sein.

Der Citrin und dein Visionboard

Ein Visionboard ist eine Art Pinnwand, an die du Bilder, Worte oder Dinge heften kannst, die symbolisch für deine Ziele, Wünsche und Pläne stehen. Dadurch, dass du deine Zukunftswünsche damit optisch vor Augen hast, erinnert dich dein Visionboard daran, wohin du möchtest. Richte dich jeden Morgen danach aus und frage dich: „Was kann ich heute tun, um meinem Ziel ein Stückchen näher zu kommen?" Es muss dabei um keine riesengroße Entscheidung gehen, die du an diesem Tag triffst. Schon der kleinste Schritt bringt dich in Summe aller Schritte schließlich zum Ziel.

Übung

RAUM DER VISIONEN

Bevor du mit dem eigentlichen Erstellen deines Visionboards beginnst, unterstützt dich dein Citrin dabei, deine Kreativität zu stärken und voller Selbstbewusstsein an deine Ziele zu glauben. Mache diese kurze Übung als eine Art „Check-in":

1. Nimm deinen Citrin in die Hand, finde einen bequemen Sitz und schließe deine Augen. Atme einige Male tief ein und wieder aus.

2. Stelle dir nun vor, wie du vor einer großen, braunen und schweren Tür stehst. Du siehst ein Schild, auf dem steht „Meine Visionen & Träume". Vorsichtig öffnest du diese Tür und du stehst in einem großen hellen Raum mit vielen Bildern an der Wand. Wie sieht dieser Raum aus? In welcher Farbe sind die Wände gestrichen? Wie viele Fenster gibt es und wie sehen sie aus? Gibt es eine Treppe, die irgendwo hinführt? Nimm wahr, was du siehst.

3. Dann schau dich einmal in diesem Raum um und sieh dir jedes Bild an, das an der Wand hängt. Jedes Bild steht für eine Vision, einen Traum von dir. Was siehst du? Welche Emotionen kannst du wahrnehmen? Sind dort noch andere Menschen zu sehen? Welche Kleidung trägst du auf dem Bild? Findest du Hinweise darauf, wie du zu diesem Ziel gekommen bist? Schaue dich in Ruhe um. Dies ist dein Raum und du hast alle Zeit der Welt, die du hier nutzen kannst.

4. Wenn du bereit bist, verlasse deinen inneren Raum der Visionen in der Gewissheit, dass du jederzeit hierher zurückkehren kannst, wann immer du möchtest. Öffne nun deine Augen.

Wenn du nun ein klares Bild deiner Ziele vor Augen hast, folgt der kreative Teil. Suche dir alte Zeitschriften heraus oder schaue im Internet nach Bildern, die das widerspiegeln, was du dir wirklich wünschst.

Als Unterlage für dein Visionboard kannst du eine Pinnwand, einen Karton oder auch ein Holzbrett verwenden. Auch hier kannst du deiner Kreativität freien Lauf lassen.

> „Ich bin der Schöpfer meines Lebens. Ich ziehe das in mein Leben, von dem ich glaube, es zu sein."

Betrachte diese Übung nicht als eine einmalige Handlung, sondern als Prozess. Dein Visionboard darf mit dir wachsen, sich verändern und sich an deine Wünsche anpassen.

Mache diesen kleinen „Check-in" mit deinem Citrin regelmäßig. So kannst du die Verbindung zu deiner Kreativität stärken, aber auch im Blick behalten, welche deiner Visionen noch Bestand haben und welche dir vielleicht nicht mehr dienlich sind.

Kleiner Alltagshelfer

Auch im Alltag kannst du den Citrin als Unterstützer einbinden. So kannst du ihn beispielsweise auf deinem Schreibtisch aufstellen, um deine Konzentration zu fördern, oder als Schmuck tragen, um dein Selbstvertrauen zu stärken.

SICH FRAGEN STELLEN –
UND INTUITIV ANTWORTEN FINDEN

Du kannst die folgenden Fragen für dich nutzen, um deine Kreativität und somit auch deine Schöpferkraft zu aktivieren. Nimm dazu deinen Citrin in die Hand, lasse seine Energie auf dich wirken und beantworte dir folgende Fragen:

- Was bedeutet Kreativität für mich?
- In welchen Bereichen gebe ich die Verantwortung ab, statt meine Schöpferkraft zu nutzen?
- Wenn alles möglich wäre, was würde ich dann heute für mich erschaffen?

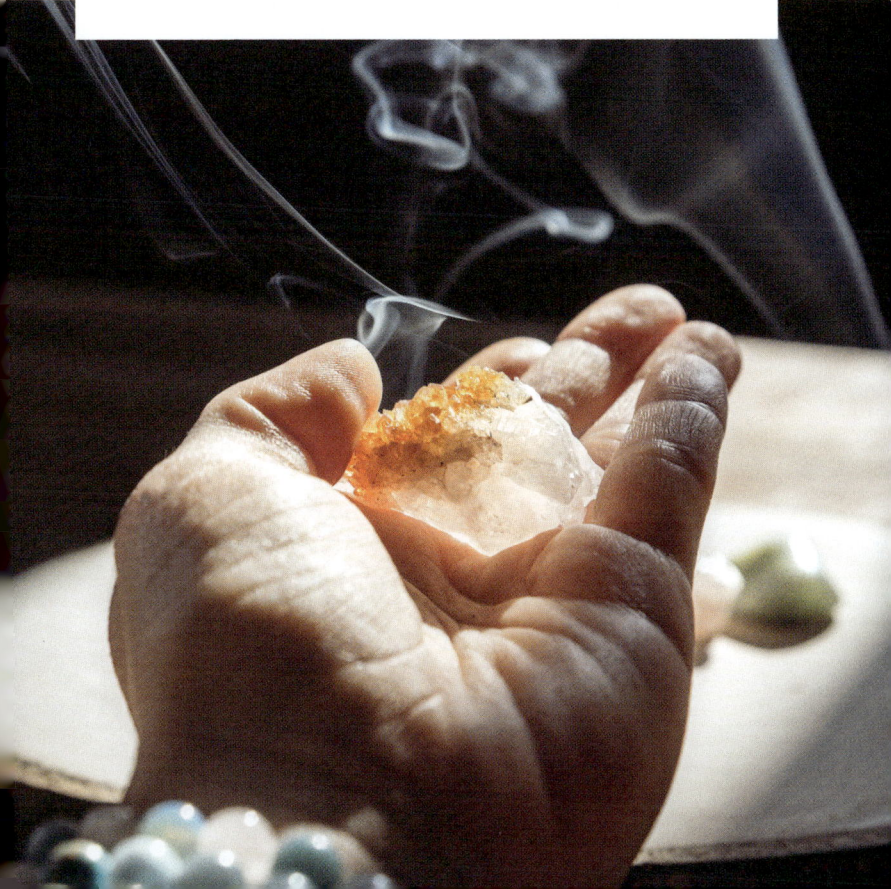

BILDNACHWEIS

Mit 25 Farbfotos: 23 von Shutterstock (Jenna Joann Photos,
2 von FotoHelin, Rawpixel.com, 3 von olhovyi_photographer,
2 von Stefan Malloch, Phoenixproduction, July Prokopiv, YuliaLisitsa,
assistant, Heidi Fihlman, polinaloves, Marben, Holly Mazour, Spirit Dust,
Hey Emma Kate, eloresnorwood, Dasha Petrenko, Jana Dyskantova,
Lephototo) und 2 von AdobeStock (Preeya, martynanysk) und
7 Farbzeichnungen von Shutterstock (Alena Solonshchikova).

IMPRESSUM

Umschlaggestaltung von Gramisci Editorial
Design, München / Claudia Geffert unter
Verwendung zweier Farbfotos von Michéle
Blücher (Cover und Autorinnenfoto),
3 Farbfotos von Shutterstock (von
monkographic, Sebastian Janicki und
Christina Grace), 2 Farbfotos von AdobeStock
(rai, zabanski) und 7 Farbzeichnungen von
Shutterstock (Alena Solonshchikova).

Mit 32 Farbfotos und 7 Farbzeichnungen.

Unser gesamtes Programm finden Sie unter
kosmos.de/nymphenburger

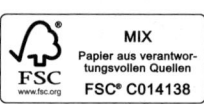

Gedruckt auf chlorfrei gebleichtem Papier

© 2023, nymphenburger in der
Franckh-Kosmos Verlags-GmbH & Co. KG,
Pfizerstraße 5–7, 70184 Stuttgart

Alle Rechte vorbehalten
ISBN 978-3-96860-065-9
Redaktion: Magdalena Kieser
Projektleitung: Ramona Imhof
Satz: Katrin Kleinschrot, Stuttgart
Produktion: Angela List
Druck und Bindung: Finidr, s.r.o., Český Těšín
Printed in The Czech Republic /
Imprimé en République Tchèque

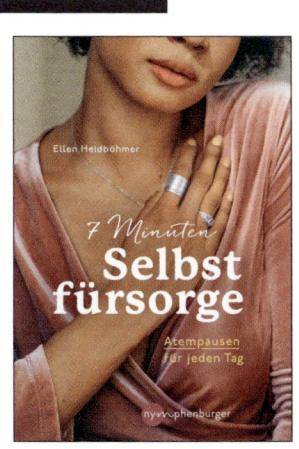

Eine Woche ganz für mich

Nie war es einfacher, sich selbst etwas Gutes zu tun: durch spürbare Entspannung und effektive Gesundheitsfürsorge in nur 7 Minuten pro Tag – jeden Tag der Woche. Ellen Heidböhmer hat dafür die besten Techniken und einfache Übungen aus Yoga, Tai Chi, NLP, Qi Gong und Heileurythmie zusammengestellt, jeweils abgestimmt auf die kosmische Qualität der einzelnen Wochentage. Ergänzt werden die Übungen durch kleine Meditationen, Affirmationen, Mudras und Visualisierungen. Ein wohltuendes Selfcare-Programm für mehr Weiblichkeit, Lebenskraft und Selbstverwirklichung im Alltag.

Ellen Heidböhmer
7 Minuten Selbstfürsorge
64 Seiten · ISBN 978-3-96860-002-4

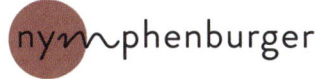

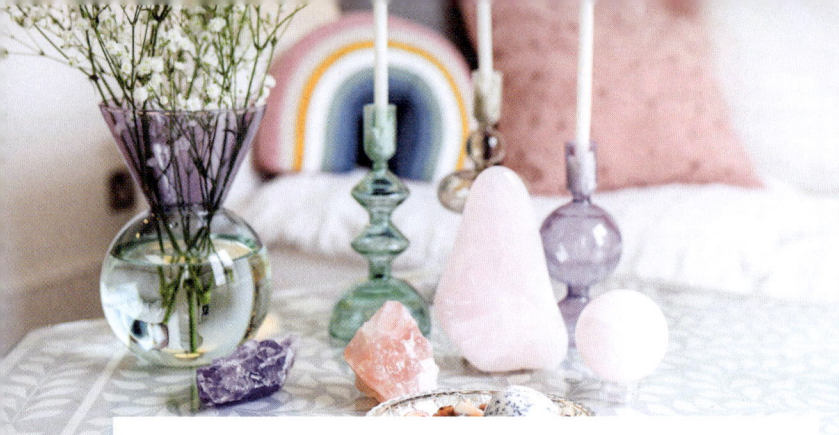

HEILSTEINE IM ALLTAG NUTZEN

Es gibt für die verschiedenen Edelsteine spezielle Tipps zur Verwendung. Grundsätzlich kannst du die Steine aber wie folgt in den Alltag integrieren:

In der Wohnung: Du kannst deine Steine an jedem beliebigen Ort deiner Wohnung platzieren. Achte dabei aber stets auf die jeweilige Wirkung – unter dein Kopfkissen sollte zum Beispiel ein Stein mit beruhigender Wirkung. Amethyst, Achat und Selenit eignen sich hier sehr gut.

Als Schmuck: Viele Edelsteine kannst du als Anhänger an einer Kette oder als Armband direkt am Körper tragen. Bergkristall, Rosenquarz und Mondstein sind Edelsteine die sehr gut im Alltag getragen werden können.

Im Wasser: Manche Steine kannst du auch in ein Glas Wasser oder sogar in die Badewanne legen. Allerdings sind einige Steine nicht „wasserfest" und können dabei beschädigt werden. Bei Selenit, Malachit und Hämatit ist beispielsweise Vorsicht geboten.

→ Durch bestimmte Rituale – wie eine Meditation – kannst du dich noch stärker mit einem Heilstein verbinden.